In guten Händen
Altenpflege
Unterrichtsbegleitheft

Verlagsredaktion: Immo Schach, Susanne Stucki
Umschlaggestaltung: Heimann und Schwantes, Berlin
Gestaltung, technische Umsetzung, Grafikbearbeitung: Arnold & Domnick, Leipzig
Titelfoto: Werner Krüper, Bielefeld

Zu diesem Heft finden Sie Lösungen zu allen Aufgaben auf den Internetseiten des Cornelsen-Verlages unter www.cornelsen.de/cbb/unterrichtsbegleitheft.

www.cornelsen.de

1. Auflage, 1. Druck 2011

Alle Drucke dieser Auflage können im Unterricht nebeneinander verwendet werden.

Druck: CS-Druck CornelsenStürtz, Berlin

ISBN 978-3-06-450541-4

Inhalt gedruckt auf säurefreiem Papier aus nachhaltiger Forstwirtschaft.

In guten Händen

Altenpflege

Unterrichtsbegleitheft

Autoren
Friedhelm Henke
Christian Horstmann

in Zusammenarbeit mit
der Verlagsredaktion

Cornelsen

INHALTSVERZEICHNIS

LIEBE LESERIN, LIEBER LESER,

dieses Unterrichtsbegleitheft unterstützt Lehrende und Lernende bei der Wiederholung, Einübung und Ergebnissicherung des Pflegeunterrichts anhand der Fachbücher IN GUTEN HÄNDEN Band 1 und 2.

Das Arbeitsheft ist als Sammlung von Unterrichtsblättern konzipiert, die Übungen zu den Lernfeldern gemäß der Lernzielinhalte aus Anlage 1 der gültigen Ausbildungs- und Prüfungsverordnung (AltPflAPrV) in der Altenpflege enthalten. Zu den hierbei zur Verwendung kommenden Aufgabentypen gehören Zuordnungs- und Ankreuzaufgaben, Strukturlegeverfahren, Kreuzwort- und Silbenrätsel sowie das Beschriften von Abbildungen und Schaubildern.

Für die Altenpflegeausbildung und die bevorstehenden Prüfungen wünschen wir Lehrenden und Lernenden viel Erfolg!

FRIEDHELM HENKE

Jahrgang 1967, Anröchte-Berge
Lehrer für Pflegeberufe am Stift Cappel-Berufskolleg (Berufsfachschule im Sozial- und Gesundheitswesen) Lippstadt
Gesundheits- und Krankenpfleger, Pflegefachautor, Dozent in der Aus-, Fort- und Weiterbildung.
www.friedhelmhenke.de

CHRISTIAN HORSTMANN

Jahrgang 1977, Geseke
Schulleiter der Lippstädter Akademie für Pflege und Gesundheit in der ESTA-Bildungswerk gGmbH, staatl. anerkanntes Fachseminar für Altenpflege
Gesundheits- und Krankenpfleger, Dozent in der Aus-, Fort- und Weiterbildung.

AUFGABEN UND KONZEPTE IN DER ALTENPFLEGE

LERNFELD 1.1

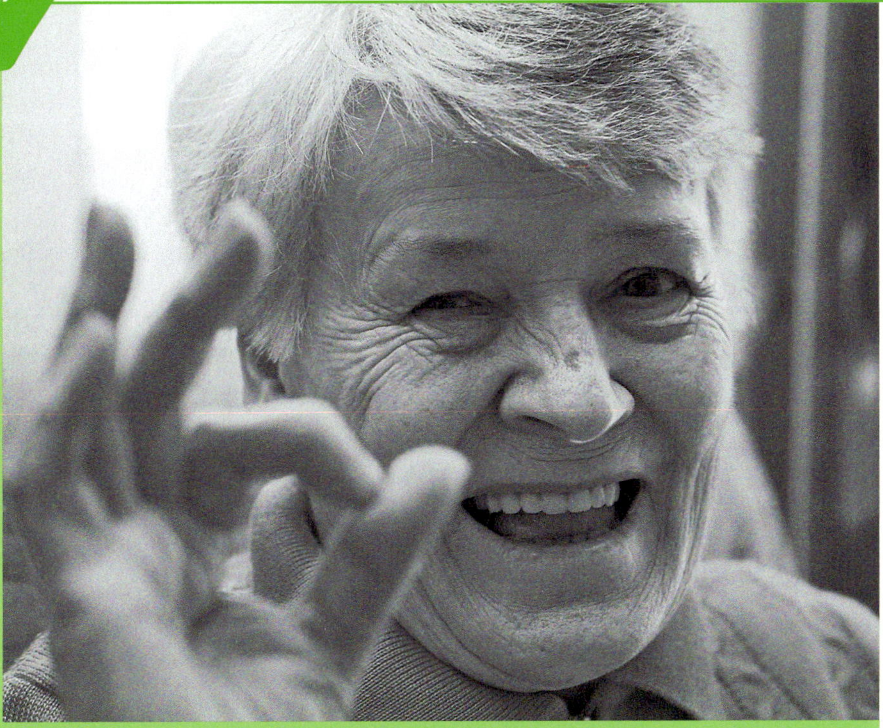

✓ Theoretische Grundlagen in das altenpflegerische Handeln einbeziehen

- Altersmodelle und die Biografie älterer Menschen sowie weitere Modelle und Methoden zur Förderung von Gesundheit und Prävention kennen, individuell einschätzen, respektieren und verantwortungsbewusst unterstützen und berücksichtigen können
- verschiedene Pflegemodelle kennen und Pflegeforschung als bedeutsamen Bestandteil der Pflegewissenschaft und der Pflegepraxis erkennen
- eine ethisch-moralische Grundhaltung entwickeln

Unterrichtsblatt 1: Alter, Gesundheit, Krankheit, Behinderung und Pflegebedürftigkeit

A **Ordnen Sie die folgenden „Deutschen Lebensbäume“ diesen vier Jahrzahlen zu:**

1950 – 1910 – 2050 – 2001

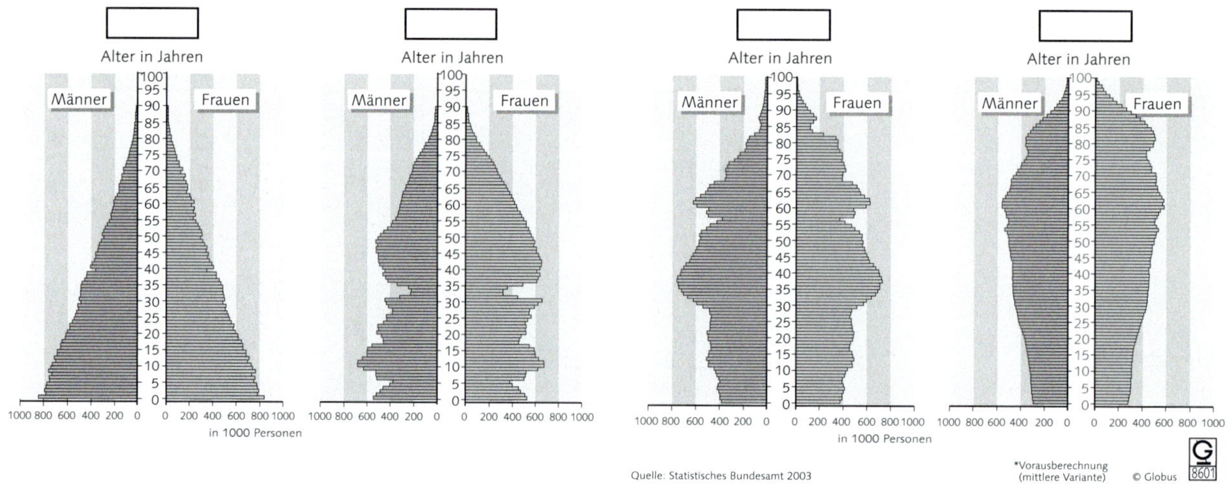

B **Beschreiben Sie den Altersaufbau der Bevölkerung in Deutschland um 2010.**

a) Die durchschnittliche Lebenserwartung:

____

____

b) Das Verhältnis von jungen und alten Menschen:

____

____

c) Die jeweiligen Anteile von Frauen und Männern:

____

____

C **Vervollständigen Sie den folgenden Text.**

Die zunehmende __________________ der älteren Bevölkerung ist derzeit überdimensional hoch. __________________ haben eine längere Lebenserwartung als __________________. Wissenschaftler sprechen diesbezüglich von der __________________. Die __________________ der Männer ist in allen Altersgruppen (vom Säugling bis zum Hochbetagten) höher als bei Frauen. Seit dem 2. Weltkrieg kam es infolge eines __________________ und strukturellen Wandels der __________________ zur __________________.

Unterrichtsblatt 2: Altersmodelle und Alterstheorien

A **Verbinden Sie die Begriffe mit der passenden Erklärung.**

chronologisches Alter	„gefühltes Alter (z. B. jemand fühlt sich noch viel jünger)"
funktionales Alter	„Zufrieden ist, wer den Lebensstil im Alter beibehalten kann."
subjektives Alter	„Alte Menschen können Minderleistungen in Teilbereichen durch Stärken in anderen Bereichen ausgleichen."
Disuse-Hypothese	„biologisches Alter (z. B. Wie gesund sind die Organe?)"
Kontinuitätstherorie	„Fähigkeiten, die nicht genutzt werden, verkümmern."
Disengagementtheorie	„Zufrieden ist, wer sich im Alter zurückzieht."
Aktivitätstheorie	„Alte Menschen verlieren gewisse Fähigkeiten."
Defizitmodell	„kalendarisches Alter (z. B. 93 Kalenderjahre)"
Kompensationsmodell	„Nur leistungsfähige Menschen sind glücklich und zufrieden."

B **Listen Sie bitte fünf zu den Erläuterungen jeweils passende Altertheorien auf.**

„Maria weiß, dass nicht benutzte Fähigkeiten rasch verkümmern können."	
„Maria möchte auch im Alter so lange es geht arbeiten können."	
„Marias Freundin meint, irgendwann müsste man sich mal vom ganzen beruflichen Stress ausruhen."	
„Herbert freut sich schon sehr auf seine Teilnahme am Marathonlauf im nächsten Jahr."	
„Alte Menschen verlieren im hohen Alter vermutlich an Lebensqualität."	
„Alte Menschen können Arbeitsstress gut kompensieren, weil sie eine positive Einstellung zur Arbeit haben."	

C **Warum werden Vorurteile gegenüber alten Menschen oft zur „sich selbst erfüllenden Prophezeiung"? Kreuzen Sie bitte die richtige Antwort an.**

- ☐ C1 Weil sich in der Gesellschaft ein überwiegend negatives Altersbild etabliert hat.
- ☐ C2 Weil ältere Menschen keinen Erfahrungsschatz mehr haben.
- ☐ C3 Weil die Altersstereotype alten Menschen genügend Ressourcen zuschreiben.

Unterrichtsblatt 3: Konzepte, Modelle und Theorien der Pflege

A Eine Altenpflegerin arbeitet nach dem AEDL-Modell. Notieren Sie die Aktivitäten und existenziellen Erfahrungen des Lebens.

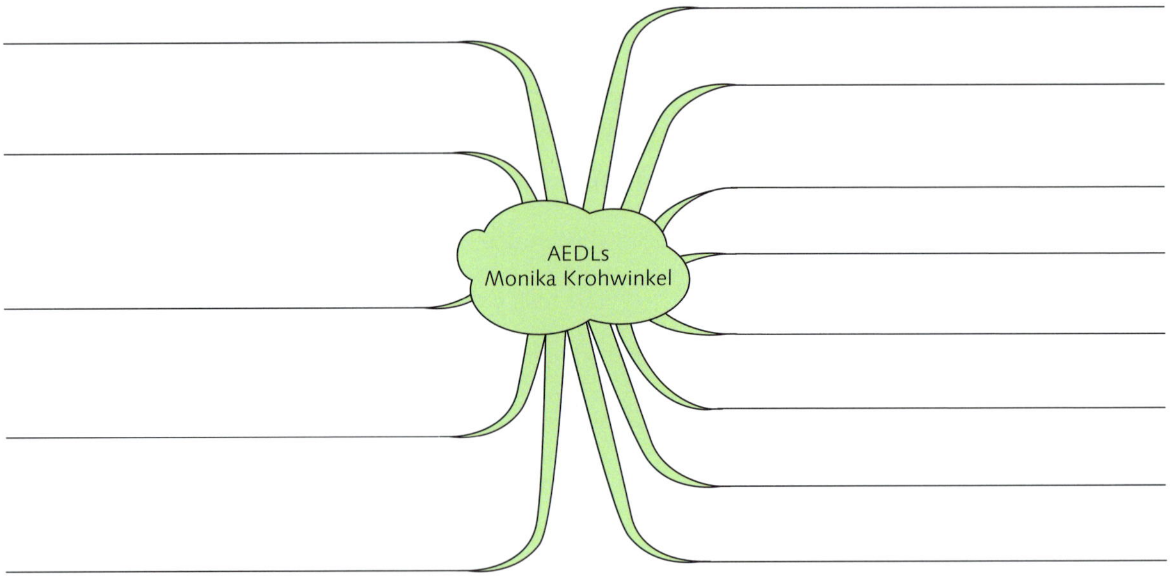

B Setzen Sie die folgenden drei zentralen Begriffe der Theorie von Dorothea E. Orem richtig in die Formel ein.

„Selbstpflegebedarf" – „Selbstpflegedefizit" – „Selbstpflegefähigkeit"

______________ = ______________ > ______________

C Wie heißt diese Person und welches Pflegemodell vertritt sie?

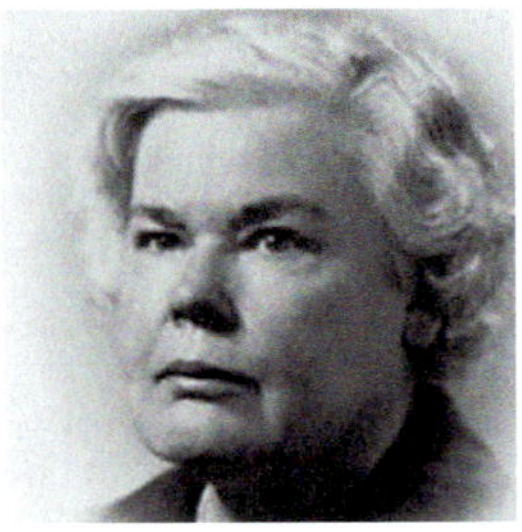

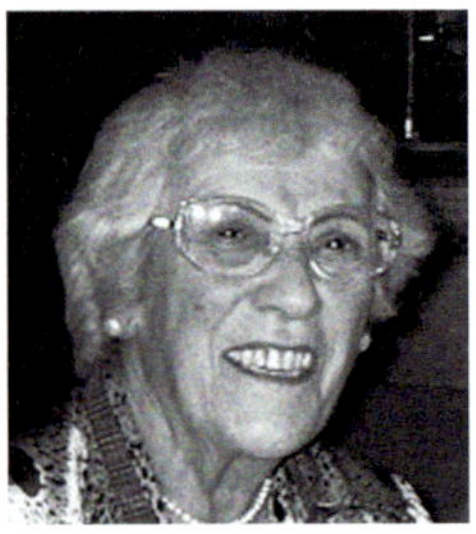

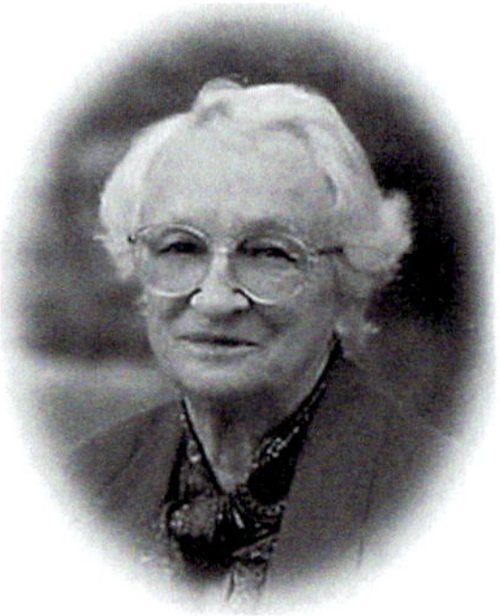

Unterrichtsblatt 4: Pflegeforschung und Umsetzung von Forschungsergebnissen

A **Setzen Sie folgende Begriffe in die Übersicht zur quantitativen und qualitativen Forschung ein:**

induktiv – deduktiv – Naturwissenschaft – eher interpretativ – eher objektiv – Überprüfung von Theorie – Entwicklung von Theorie – eher subjektiv – statistisch-mathematisch – Geistes- und Sozialwissenschaften

	Quantitative Forschung	Qualitative Forschung
Ursprung		
Logisches Prinzip		
Datenanalyse		
Forschungszweck		
Sichtweise		

B **Wie wird der jeweilige Forschungsansatz bezeichnet?**

B1 Forschungen, die auf Beobachtung beruhen = ______________________

B2 Forschungen, die etwas in seine Einzelbestandteile zerlegen = ______________________

B3 Forschungen, die den Soll-Zustand (z. B. den Bedarf) ermitteln = ______________________

B4 Forschungen, die einen Ist-Zustand ermitteln = ______________________

C **Bringen Sie diese Schritte des Forschungsprozesses in die korrekte Reihenfolge von ① bis ⑧.**

______ Literatursuche (z. B. per Internet und elektronischen Datenbanken)

______ Aufstellen der Hypothese, die das zu erwartende Ergebnis beschreibt

______ Auswahl des Forschungsproblems (konkret formulierte Forschungsfrage)

______ Datenanalyse

______ Auswahl der Forschungsmethode (quantitative oder qualitative Forschung)

______ Datensammlung (z. B. per Interview, Beobachtung oder Fragebogen)

______ Implementierung der Forschungsergebnisse (Umsetzung in die Praxis)

______ Ergebnissicherung (z. B. Veröffentlichung in einem Vortrag oder Workshop)

Unterrichtsblatt 5: Gesundheitsförderung und Prävention

A **Abraham Maslow hat die Bedürfnisse des Menschen sowie dessen Wohlergehen in einer Pyramide zusammengestellt. Ordnen Sie die folgenden Beispiele den Stufen der Pyramide zu und finden Sie eine Überschrift für das jeweilige Bedürfnis.**

Lob, Wertschätzung – Luft, Essen, Trinken, Schlaf – Familie, Freunde – Versicherungen, Vorräte – Kreativität, Freiheit, Selbstfindung

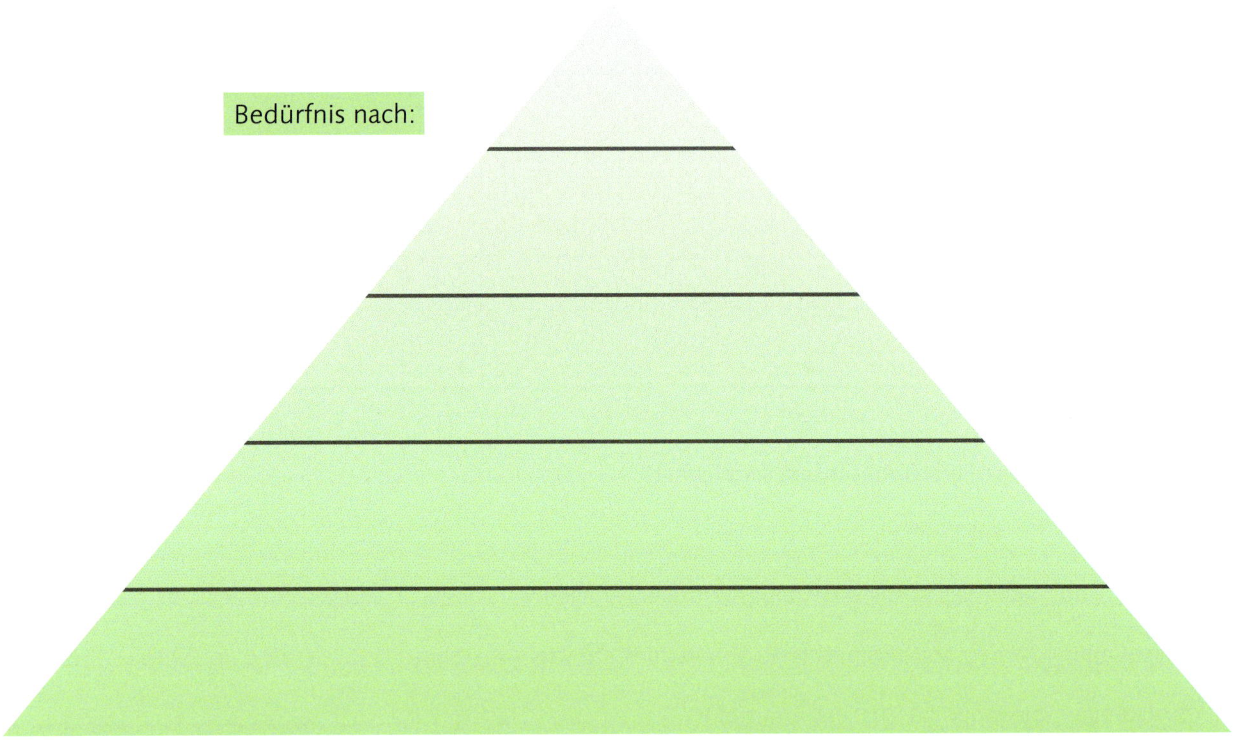

B **Kreuzen Sie die richtigen Aussagen über Theorien der Gesundheitsförderung an.**

- ☐ B1 Kernstück des Habitant-Modelles (von Reiner Maderthaner) ist das „Gesundheits- und Krankheits-Kontinuum" und unabhängig von Prävention (Vorsorge).
- ☐ B2 Nach Aaron Antonovskys Salutogenese-Modell bilden „Gesundheit und Krankheit" einen fließenden Übergang. Menschen verfügen über kranke und gesunde Anteile.
- ☐ B3 Nach dem Pathogenese-Modell wird eine Krankheit durch einen äußeren schädlichen Einfluss (durch eine Noxe) auf den Körper ausgelöst.
- ☐ B4 Beim Basisressourcen-Modell nach Caplan handelt es sich ausschließlich um sozioökonomische, soziokulturelle und psychosoziale Ressourcen. Physikalisch-biologische Ressourcen spielen hier keine Rolle.

Unterrichtsblatt 6: Rehabilitation

A Vervollständigen Sie den Lückentext zum Thema „Rehabilitation" mit Hilfe dieser Wörter:

normalen – körperliche – Gesellschaft – geistige – soziale –
Aktivitäten – Weltgesundheitsorganisation – Wiederbefähigen – Mitteln

Rehabilitation ist das ____________ eines Menschen. Die ____________ versteht darunter die Gesamtheit der ____________, die nötig sind, um dem Behinderten bestmögliche ____________, ____________ und ____________ Bedingungen zu sichern, die es ihm erlauben, mit seinen eigenen Mitteln einen möglichst ____________ Platz in der ____________ einzunehmen.

B Die Altenpflegerin Maria erklärt ihrer Freundin, dass es bei alten Menschen häufig weder darum geht, sie wieder ins Berufsleben zu integrieren, noch sie von multiplen Erkrankungen zu heilen. Formulieren Sie anstelle von Maria diese Erklärung weiter und beginnen Sie mit: „Es geht vielmehr darum, den alten Menschen ...".

____

____

____

____

____

C Verbinden Sie diese Fachwörter und die passende Erklärung mit einem Pfeil.

Multimorbidität	alle Maßnahmen zur Verbeugung von Krankheiten
Prävention	aufnehmen, einfügen
Kompensation	Ausgleich eines Zustandes
chronisch	gleichzeitiges Bestehen mehrerer Krankheiten
integrieren	befähigen
habilitieren	langsam verlaufend, sich langsam entwickelnd
Restitution	Ausgleich eines Zustandes
Adaption	Wiederherstellung

Unterrichtsblatt 7: Biografiearbeit (Seite 1)

A **Die Anfangsbuchstaben der einzelnen Lösungswörter bilden das Lösungswort dafür, wie ein Bewohner die Biografiearbeit durchführen soll.**

BE – BUE – EN – EN – ER – ER – FI – GELN – GEN – IDENTI – INNERN – KEN – KEN – LE – LEN – LEN – MA – MUSI – NEN – SCHAE – SCHMECK – SEN – SIN – TAS – TEN – TRACHT – TREN – TRIN – ZAEHL – ZIEREN – ZIEREN

1. Das … von alten Liedern ____________________
2. Das … von Geschichten aus der Vergangenheit ____________________
3. Das … des eigenen Tagebuches ____________________
4. Das … von familiären Fotoalben ____________________
5. Das … von Lieblingsgerichten ____________________
6. Das … bekannter Stoffstrukturen (z. B. Seide, Wolle) ____________________
7. Das … der eigenen Tischwäsche ____________________
8. Das … an den ersten Schultag ____________________
9. Das … von Kartoffeln oder Äpfeln ____________________
10. Das … von Eiweiß und Eigelb ____________________
11. Das … von Personen auf einem alten Foto ____________________
12. Das …von Bildern ____________________
13. Das … mit einem vertrauten Blasinstrument ____________________
14. Das … von Lieblingsgetränken ____________________

Lösungswort: ____________________

B **Welche Ziele verfolgen Sie mit der gesprächsorientierten Biografiearbeit?**

____

____

____

____

____

____

____

____

____

Unterrichtsblatt 7: Biografiearbeit (Seite 2)

C Listen Sie zehn Methoden für die Biografiearbeit auf.

______________________	______________________
______________________	______________________
______________________	______________________
______________________	______________________
______________________	______________________

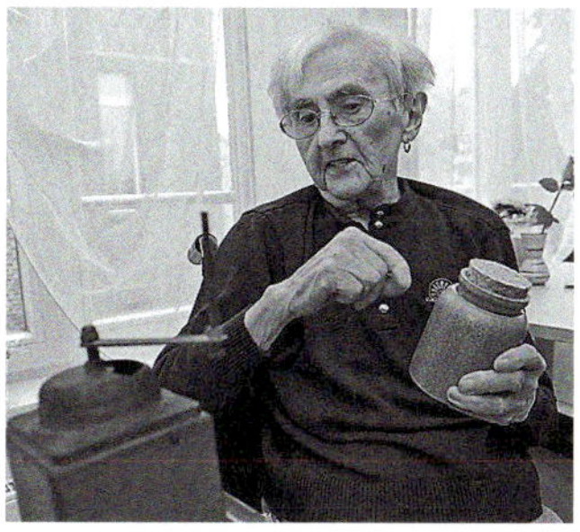

D **Wie lauten die Interaktionsstufen nach dem Psychobiografischen Pflegemodell von Erwin Böhm von der beginnenden Verwirrtheit bis zur Terminalphase?**

Stufe 1 (Erwachsenenstufe): Der alte Mensch ist kognitiv erreichbar. Man muss evtl. etwas lauter und langsamer mit ihm sprechen. = ______________________

Stufe 2 (Entwicklungsstufe der Jugendlichen): Der alte Mensch ist immer noch kognitiv erreichbar, vor allem mit Humor (je nach individueller Ausprägung). = ______________________

Stufe 3 (Lebensalter von 6–12 Jahre): Der alte Mensch beginnt, vernachlässigte Grundbedürfnisse (z. B. Zuneigung und Aufmerksamkeit) aus der Kindheit einzufordern (z. B. durch Schreiben oder Aggressivität).
= ______________________

Stufe 4 (Lebensalter von 3–6 Jahre): Der alte Mensch zeigt vorwiegend erlernte, sich wiederholende und eingespielte Verhaltensweisen. = ______________________

Stufe 5 (auch Lebensalter von 3–6 Jahre): Der alte Mensch reagiert nur auf Reize, die seinem Leben einen Sinn (und einen Antrieb) geben. = ______________________

Stufe 6 (Lebensalter von 1–3 Jahre): Der alte Mensch reagiert intuitiv, da er seine Umwelt nicht mehr kognitiv erfassen kann. = ______________________

Stufe 7 (Säuglingsalter): = Der alte Mensch verhält sich ähnlich wie ein Säugling. Er liegt oft in der Embryonalstellung und er ist relativ teilnahmslos und fast nur noch emotional erreichbar (Streicheln, Basale Stimulation).
= ______________________

Unterrichtsblatt 8: Pflegerelevante Grundlagen der Ethik

A **Für ethische Entscheidungsfindungen bei Fallbesprechungen gibt es verschiedene Ansätze. Wie lauten die lateinischen Begriffe für diese Ansätze? Die markierten Ziffern ergeben den Namen eines griechischen Philosophen.**

„vorausschauend" = ___ ___ ___ ___ ___ ___ ___ ___ ___ ___

1 2 3 **4** 5 6 7 8 9 10

„zurückschauend" = ___ ___ ___ ___ ___ ___ ___ ___ ___ ___ ___ ___

1 2 3 4 **5** 6 7 8 **9** 10 11 12

„maßgebend"= ___ ___ ___ ___ ___ ___ ___ ___

1 2 **3** 4 **5** **6** 7 8

„beschreibend" = ___ ___ ___ ___ ___ ___ ___ ___ ___ ___

1 **2** **3** 4 5 6 7 8 9 10

Lösungswort: ___ ___ ___ ___ ___ ___ ___ ___

4 5 9 3 5 6 2 3

B **In diesem Buchstabenbandwurm finden Sie die vier grundlegenden Verantwortungsbereiche der Pflege, die im Ethikcode des ICN (International Council of Nursing) für Pflegefachkräfte festgelegt sind:**

zuGesundheitzuLeidenGesundheitzufördernKrankheitvermeidenwiederherzustellenlindern

1. ______________________ 2. ______________________

3. ______________________ 4. ______________________

C **Vergleichen Sie die Nijmegener Methode mit dem sokratischen Gespräch zur ethischen Entscheidungsfindung mit Hilfe dieser Begriffe:**

retrospektiv – moralisch gerechtfertigte Entscheidung – konkretes Entscheidungsproblem – allgemeine moralische Fragestellung – Entwicklung von Leitlinien/Prinzipien – prospektiv

Methode	Anlass	Perspektive	Absicht
Nijmegener Methode			
Sokratisches Gespräch			

D **Verbinden Sie die drei Ebenen (E1 bis E3) mit dem passenden Beispiel aus dem Modell der Moralentwicklung von Frau Carol Gilligan.**

E1 Orientierung zum individuellen Überleben	„Ich habe Durst und warte auf eine Pause, um mir am Getränkeautomat eine Flasche Wasser zu kaufen."
E2 Güte als Selbstaufopferung	„Ich habe Durst und bleibe durstig."
E3 Moral der Gewaltlosigkeit	„Ich habe Durst und trinke vom Apfelsaft eines Pflegebedürftigen."

AUFGABEN UND KONZEPTE IN DER ALTENPFLEGE

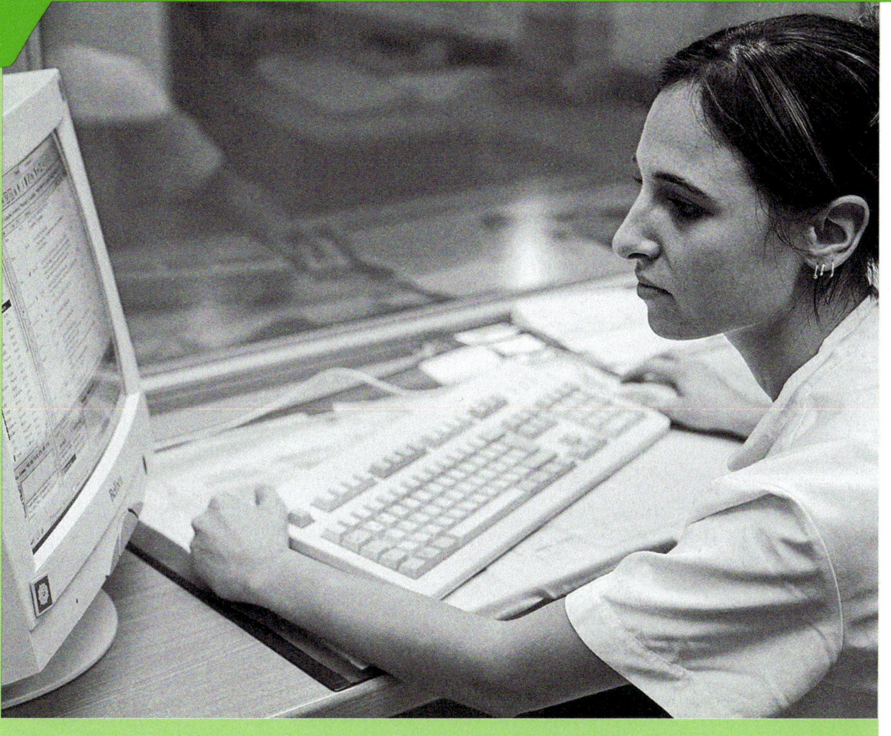

LERNFELD 1.2

✓ Pflege alter Menschen planen, durchführen, dokumentieren und evaluieren

- die Arbeit mit Hilfe der Pflegeplanung nach dem Pflegeprozess organisieren können
- gezielt beobachten können und die Bedeutung personenzentrierter Pflege kennen
- individuelle, kulturelle, soziale und religiöse Unterschiede berücksichtigen können
- die Vor- und Nachteile von Pflegestandards kennen
- pflegerische Handlungen entsprechend der Grundsatzstellungnahme des MDK dokumentieren können

Unterrichtsblatt 9: Wahrnehmung und Beobachtung

A **Vervollständigen Sie das Schaubild zum Wahrnehmungsprozess aus diesem Silbenwurm:**

TION – MU – EM – IDENTI – DUNG – EIN – NISA – PFIN – UNG – ORGA – FIZIER – TION – ORD – NUNG – STI – LA

	Welche Funktion hat der Gegenstand?
↑	
	Was ist das für ein Gegenstand?
↑	
	Erkennen der Form des Gegenstandes oder des Phänomens
↑	
	Umwandlung des physikalischen Reizes in elektrische Impulse
↑	
	Umweltreiz trifft auf Körper

B **Schauen Sie sich die Abbildung an und notieren Sie jeweils objektive und subjektive Beobachtungen.**

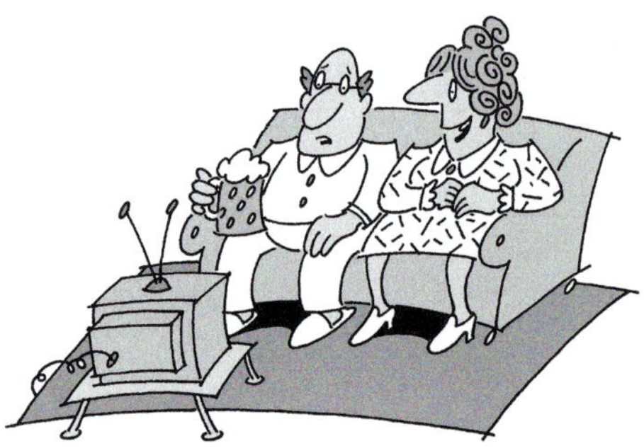

Objektiv	Subjektiv
Zwei Personen sitzen auf einem Sofa.	
	Die männliche Person ist hübsch.
Die weibliche Person trägt weiße Schuhe.	
	Die zwei Personen sind lustig.
Der Fernseher steht auf einem Hocker.	

C **Da der Auszubildende Peter immer pünktlich ist, beurteilt seine Praxisbegleiterin Martina nicht nur seine Zuverlässigkeit, sondern auch seine Fachkompetenzen viel positiver. Die Auszubildende Janine ist häufiger zu spät zur Arbeit erschienen. Sie fühlt sich insgesamt viel zu schlecht beurteilt. Beschreiben Sie die hier vorliegende Beurteilungsproblematik.**

___

___

___

Unterrichtsblatt 10: Pflegeprozess

A Tragen Sie in diesem Schaubild die sechs Schritte des Pflegeprozess-Modells nach Fiechter und Meier ein.

6. Schritt: ____________________

____

1. Schritt: ____________________

____

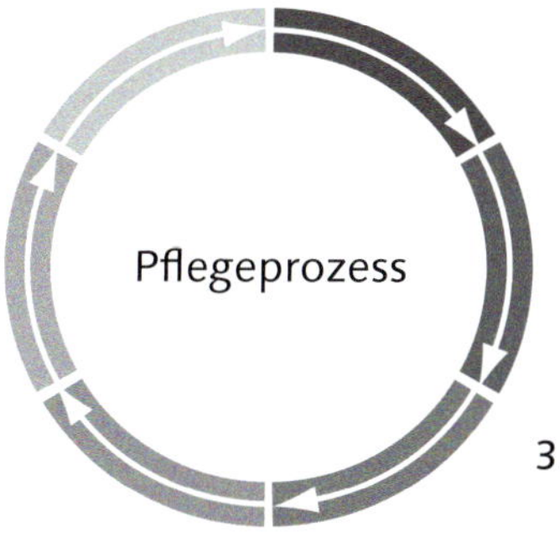

5. Schritt: ____________________

____

2. Schritt: ____________________

____

4. Schritt: ____________________

____

3. Schritt: ____________________

____

B Kreuzen Sie an, ob die folgenden Aussagen zur Pflegeplanung nach dem Pflegeprozess richtig oder falsch sind.

Die Pflegeplanung nach dem Pflegeprozess	Richtig	Falsch
... ist nach dem sechsten Schritt beendet.		
... ist ein zielorientiertes Arbeiten.		
... ist ein Regelkreis.		
enthält einen Rückkoppelungseffekt (Feedback).		
enthält die Aspekte „Beurteilung" und „Neuanpassung".		
entspricht der intuitiven Pflege eines Angehörigen.		
entspricht einem Problemlösungsprozess.		
... entspricht der zufälligen und spontanen Pflege.		

C Am Beispiel einer Reiseplanung wird deutlich, dass Pflegeplanung nichts anderes ist als der Einsatz des gesunden Menschenverstandes. Ordnen Sie die einzelnen Schritte einer Reiseplanung (C1 bis C6) den sechs Schritten des Pflegeprozesses (1 bis 6) zu.

C1 „das Reiseziel heißt Italien"

C2 „eine Reisereportage weckt das Interesse"

C3 „als Reisegeld sind 300 Euro verfügbar"

C4 „Urlaubserinnerungen werden ausgetauscht"

C5 „Checkliste der Reiseutensilien erstellen"

C6 „Teilnahme an einer Stadtrundfahrt in Rom"

1. Schritt: ______ 4. Schritt: ______

2. Schritt: ______ 5. Schritt: ______

3. Schritt: ______ 6. Schritt: ______

Unterrichtsblatt 11: Pflegediagnostik

A **Vervollständigen Sie die folgenden Aussagen zu Pflegediagnosen mit diesen Wörtern:**

einheitliche – sichere – Grundlagen

Pflegende bekommen eine ______________________________ Grundlage und Sprache.

Pflegediagnosen sind gute ______________________________ für wissenschaftliche Erhebungen.

Pflegende bekommen eine ______________________________ Haltung bei ihrer Arbeit.

B **Verdeutlichen Sie die PÄS-Struktur der Pflegediagnose Dekubitus, indem Sie deren Bestandteile mit den genannten Inhaltsbeispielen verbinden.**

P = Problem	– Ulzeration
	– nekrotische Hautareale
	– Immobilität
Ä = Ätiologie	– Schmerzen
	– Inkontinenz
	– gerötete Hautareale
S = Symptome	– eine Beschädigung der Hautintegrität, die in Verbindung mit lang andauerndem Liegen oder Sitzen an Knochenvorsprüngen auftritt

C **Ordnen Sie den folgenden Beispielen jeweils eine Art der Pflegediagnose (C1 bis C3) zu:**

C1 akute Pflegediagnose C2 Risikodiagnose C3 Gesundheitsdiagnose

______ „Gefahr eines Flüssigkeitsdefizites aufgrund eines erhöhten Stoffwechsels bei Fieber“

______ „Schmerzen bei der Wundversorgung am Bauch, gekennzeichnet durch geäußerte Beschwerden beim Verbandswechsel ohne vorherige Schmerzmedikation“

______ „Bereitschaft zur Verbesserung des Ernährungszustandes“

______ „Gefahr einer Dekubitusentstehung, z. B. durch Unterernährung und Bewegungseinsschränkung“

______ „Bereitschaft zur Raucherentwöhnung aufgrund von starken Atemstörungen, gekennzeichnet durch den geäußerten Wunsch zur Teilnahme an einem Entwöhnungsseminar“

Unterrichtsblatt 12: Planung, Durchführung und Beurteilung der Pflege

A **Finden Sie mit Hilfe der fettgedruckten Buchstaben aus den Lösungen zu A1 bis A5 das Lösungswort.**

A1 Abkürzung für Pflegeabhängigkeitsskala = ___ ___ ___

1 **2** 3

A2 Fachwort für Fähigkeit = ___ ___ ___ ___ ___ ___ ___ ___ ___

1 2 3 4 **5** **6** 7 8 9

A3 Fachwort für Einschätzungshilfe = ___ ___ ___ ___ ___ ___ ___ ___ ___ ___

1 2 3 **4** 5 6 7 8 9 **10**

A4 Fachwort für Pflegemaßnahme = ___ ___ ___ ___ ___ ___ ___ ___ ___ ___ ___ ___ ___ ___ ___ ___ ___ ___

1 2 3 4 5 6 7 8 9 10 11 **12** 13 14 15 **16** 17 18

A5 Wenn ein Fernziel formuliert ist, muss auch ein … formuliert werden. = ___ ___ ___ ___ ___ ___ ___

1 **2** 3 4 5 6 **7**

Lösungswort: ___ ___ ___ ___ ___ ___ ___ ___ ___ ___

4 **12** **2** **7** **6** **2** **10** **16** **5** **1**

B **Unterstreichen Sie mögliche aktuelle Pflegeprobleme von Frau Bäumer.**

Elisabeth Bäumer (84 Jahre) wohnt seit zwei Jahren in der Senioreneinrichtung „Haus Sonnenschein". Sie kann nicht mehr alleine aufstehen und benötigt Unterstützung bei sämtlichen Transfers (z. B. bei Toilettengängen). Frau Bäumer hat ein mittleres Dekubitusrisiko und verweigert aufgrund von Antriebsarmut (Depression) die Körperpflege. Die Altenpflegerin motiviert Frau Bäumer, mit ihr in den Speisesaal zu kommen. Sie möchte nicht, dass Frau Bäumer sozial ausgrenzt wird. Frau Bäumer ist schwerhörig und ärgert sich darüber, dass sie den Gesprächen ihrer Mitbewohnerinnen nicht immer so gut folgen kann. Heute klagt sie außerdem über starke Schwindelgefühle. Die Vitalzeichenkontrolle ergibt einen Blutdruckwert von 90/60 mmHg bei 72 arrhythmischen Pulsschlägen pro Minute. Damit Frau Bäumer nicht stürzt, weist die Altenpflegerin Frau Bäumer auf die Verwendung des Rollators hin, mit dem sie sicherer läuft.

C **Kreuzen Sie die korrekten Formulierungshilfen zur Festlegung von Pflegezielen an.**

- ☐ C1 Herr X fühlt sich laut eigener Aussage tagsüber ausgeschlafen (Evaluationsdatum: …).
- ☐ C2 Die Sprachfähigkeit von Herrn X soll am … optimiert werden.
- ☐ C3 Herr X kann das Insulin am …. selbst dosieren.
- ☐ C4 Herr X hat am … keine Kreislaufprobleme mehr.
- ☐ C5 Herr X kann sich am … mit Unterstützung einer Pflegeperson selbstständig waschen.
- ☐ C6 Der Blutdruck von Herrn X liegt am … zwischen 110/80 und 135/90 mmHg.
- ☐ C7 Herr X hat am … keine Sprachstörungen mehr.

Unterrichtsblatt 13: Pflegestandards

A **Ein Pflegestandard muss die drei Komponenten „Struktur", „Prozess" und „Ergebnis" beschreiben. Ordnen Sie die Kriterien (A1 bis A9) in der Tabelle der richtigen Komponente zu.**

A1 Information des zu Pflegenden über die erforderliche Maßnahme.

A2 Erforderliche Materialien, z. B. Mundpflegeset.

A3 Der Pflegeeinrichtung liegen Analysen zur Häufigkeit des Pflegeproblems vor.

A4 Seitenlagerung bei Aspirationsgefahr.

A5 Qualifikation: 3-jährig examinierte Pflegefachkraft.

A6 Vorhandensein von aktuellem Wissen über Risikofaktoren.

A7 Ein individueller Maßnahmenplan liegt vor.

A8 Die Pflegefachkraft identifiziert individuelle Risikofaktoren.

A9 Die Patienten/Bewohner und ihre Angehörigen kennen die individuellen Risikofaktoren.

Strukturkriterien	Prozesskriterien	Ergebniskriterien

B **Vervollständigen Sie diesen Lückentext zur Erläuterung von Pflegestandards unter Verwendung folgender Begriffe:**

Evaluation – Qualitätssicherung – Transparenz – Steigerung – einheitlichen – Dienstanweisung – allgemeingültigen – Sicherung – Pflegebedarfsanalyse

Standards dienen der ______________________ Pflege sowie der ______________________ und ______________________ der Pflegequalität. Sie verbessern neben der Nachweisbarkeit auch die ______________________ und die ______________________. Außerdem ermöglichen sie eine leistungsbezogene ______________________. Es kann keine ______________________ Standards geben. Standards haben den Charakter einer ______________________. Ihre permanente Überarbeitung ist ein wichtiger Beitrag zur internen ______________________.

C **Nehmen Sie Stellung zu der Aussage: „Standardpflegepläne sollen nicht zu einer standardisierten Pflege führen!"**

____

____

____

____

____

Unterrichtsblatt 14: Pflegedokumentation (Seite 1)

A **Geben Sie je zwei Beispiele für einen zu dokumentierenden Aspekt folgender Lebensaktivitäten:**

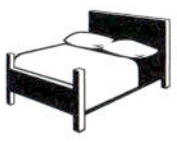	Wachsein, Ruhen und Schlafen:
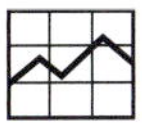	Vitale Funktionen des Lebens aufrechterhalten, Atmen, Körpertemperatur regulieren:
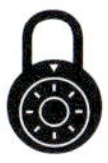	Für Sicherheit sorgen:
	Sich bewegen:
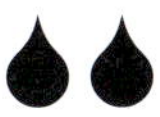	Sich waschen (pflegen) und kleiden:
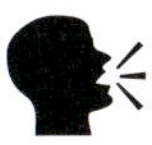	Kommunizieren:
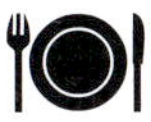	Essen und Trinken:
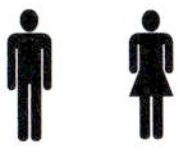	Ausscheiden:
	Sich beschäftigen, Raum und Zeit gestalten:
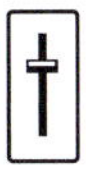	Sinn finden, mit existenziellen Erfahrungen des Lebens umgehen:
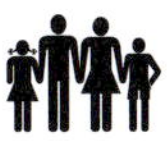	Soziale Bereiche des Lebens sichern:
	Sich als Mann oder Frau fühlen und verhalten:

Unterrichtsblatt 14: Pflegedokumentation (Seite 2)

B **Die Anfangsbuchstaben der Lösungen des Silbenrätsels verraten, wann die Pflegedokumentation stattfinden muss.**

AKTION – ANAM – ATION – EVA – FEHL – HAUS – ARZT – IN – KOLL – KÜR – LU

MENS – NA – NAH – NESE – PRO – TER – TO – TRINK – UNG – VER – ZEIT – ZEL – ZIEL

1. Eine ... führt zum Neustart des Pflegeprozesses ______________________

2. Fachbezeichnung für den 6. Schritt des Pflegeprozesses ______________________

3. Fachbezeichnung für „Wechselbeziehung" ______________________

4. Eine andere Bezeichnung für „Einfuhrbogen" ______________________

5. Ein anderes Wort für „Handzeichen" ______________________

6. Fachbezeichnung für „Krankengeschichte" ______________________

7. Der ... unterzeichnet das Verordnungsblatt ______________________

Lösungswort: ______________________

C **Welche Ziele verfolgt die Pflegedokumentation hinsichtlich der Darstellung des Pflegeprozesses?**

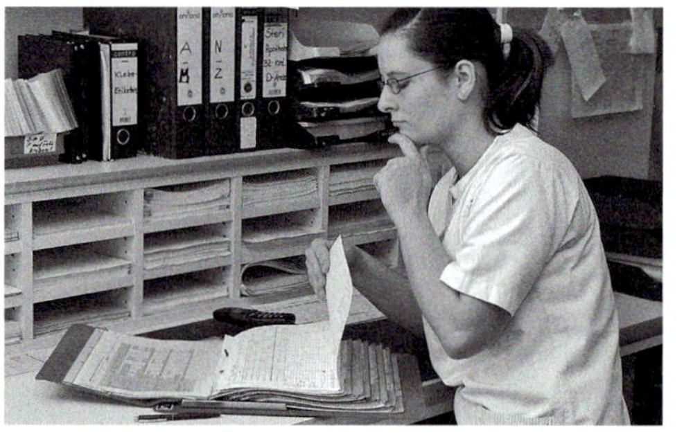

AUFGABEN UND KONZEPTE IN DER ALTENPFLEGE

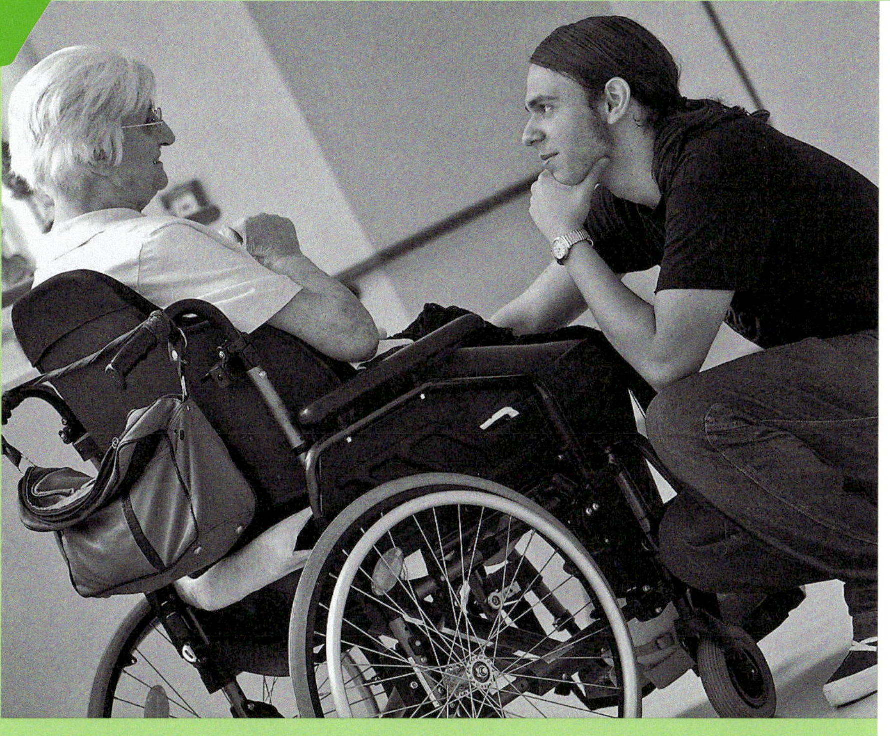

LERNFELD 1.3

✓ Alte Menschen personen- und situationsbezogen pflegen

- die Selbstständigkeit älterer Menschen unterstützen und fördern können
- mit Hör-, Seh-, Geruchs-, Geschmackseinschränkungen älterer Menschen adäquat umgehen können
- anatomische, physiologische und pathologische Grundlagen sowie Grundlagen der Hygiene, der Ernährungs- und der Arzneimittellehre kennen
- die Vitalzeichenkontrolle durchführen und kritische Veränderungen erkennen und weiterleiten können
- bei Symptomen von akuten somatischen, nicht infektiösen, infektiösen sowie chronischen Erkrankungen und bei Erkrankungen des zentralen Nervensystems pflegerisch intervenieren können
- Prophylaxe in der Pflege durchführen können
- Menschen mit akuten und chronischen Schmerzen pflegen können
- Menschen mit demenziellen Erkrankungen pflegen können
- Schwerstkranke sowie Menschen in Verlustsituationen und Sterbende pflegen und begleiten können
- die Überleitungspflege (Aufnahme, Entlassung und Verlegung) gewährleisten können

Unterrichtsblatt 15: Zelle

A **Zellen haben eine eigene Atmung und können Impulse von außen aufnehmen und weiterleiten. Finden Sie in diesem Silbenwurm vier weitere Eigenschaften einer Zelle:**

BE – UNG – MEHR – SEL – STOFF – TUM – UNG – WECH – WEG – VER – WACHS

____

B **Vervollständigen Sie diesen Lückentext zum Zellaufbau:**

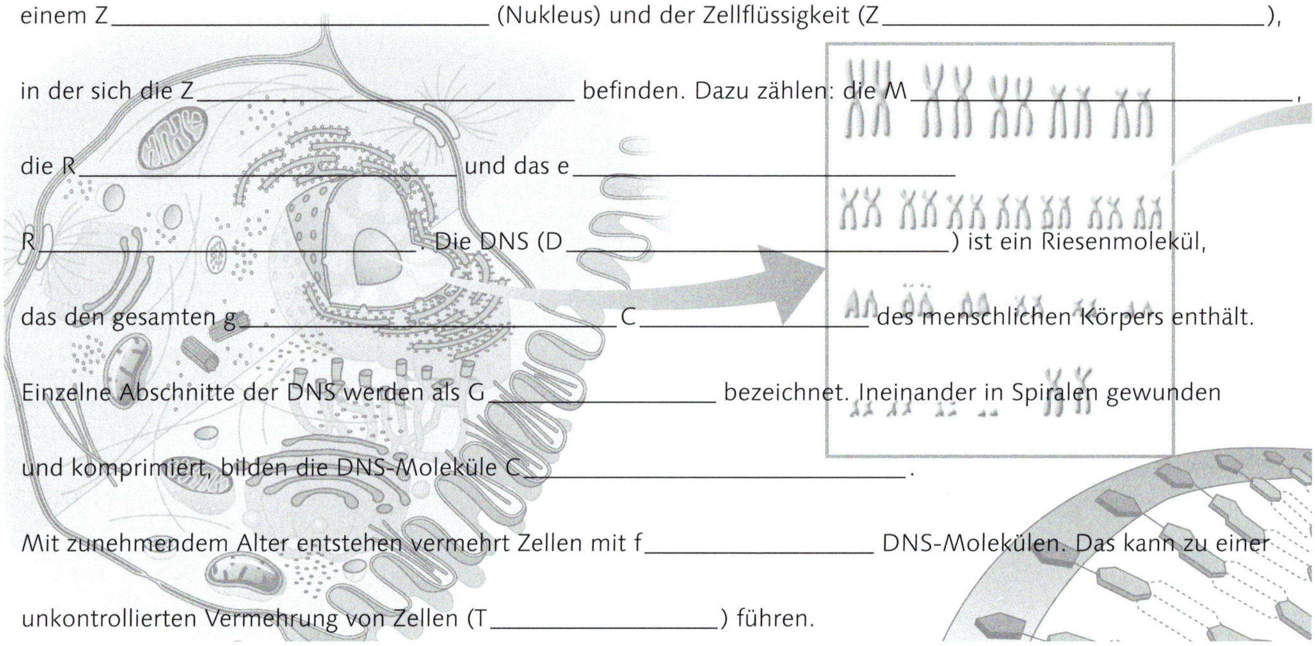

Eine Zelle besteht in der Regel aus einer Z________________, die die Zelle nach außen abschließt, einem Z________________ (Nukleus) und der Zellflüssigkeit (Z________________), in der sich die Z________________ befinden. Dazu zählen: die M________________, die R________________ und das e________________ R________________. Die DNS (D________________) ist ein Riesenmolekül, das den gesamten g________________ C________________ des menschlichen Körpers enthält. Einzelne Abschnitte der DNS werden als G________________ bezeichnet. Ineinander in Spiralen gewunden und komprimiert, bilden die DNS-Moleküle C________________.

Mit zunehmendem Alter entstehen vermehrt Zellen mit f________________ DNS-Molekülen. Das kann zu einer unkontrollierten Vermehrung von Zellen (T________________) führen.

C **Einzelne Zellverbände schließen sich zu Geweben zusammen. Geben Sie je ein Beispiel, wo die aufgeführte Gewebeart im menschlichen Organismus vorkommt.**

Epithelgewebe = ______________________________

Bindegewebe = ______________________________

Stützgewebe = ______________________________

Muskelgewebe = ______________________________

Nervengewebe = ______________________________

____

Unterrichtsblatt 16: Orientierung am menschlichen Körper

A **Ordnen Sie der Skizze diese Begriffe zur Orientierung am menschlichen Körper zu:**

ventral (vorne) – dorsal (hinten) – cranial (kopfwärts) – proximal (zur Körpermitte hin) – distal (entfernt von der Körpermitte) – caudal (steißwärts) – dexter (rechts) – sinister (links) – lateral (seitlich)

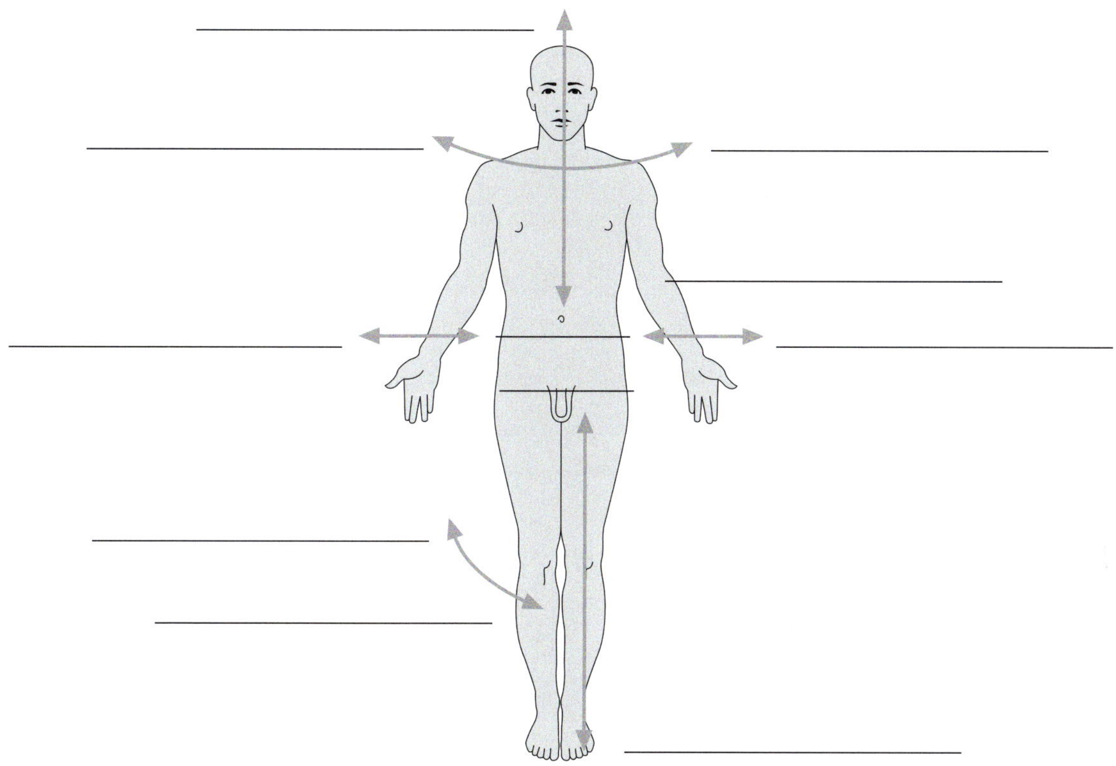

B **Kreuzen Sie die beiden richtigen Antworten an.**

- ☐ B1 Eine Drehung zur Körpermitte wird als **Innenrotation** bezeichnet.
- ☐ B2 Bei einer **Außenrotation** wird die Hand nach hinten geführt.
- ☐ B3 Die **Medianebene** teilt den Körper in eine vordere und hintere Hälfte.
- ☐ B4 Eine **Supination** ist eine Einwärtsdrehung (z. B. des Daumens).

C **Erklären Sie die Fachbezeichnungen für diese Gelenkstellungen:**

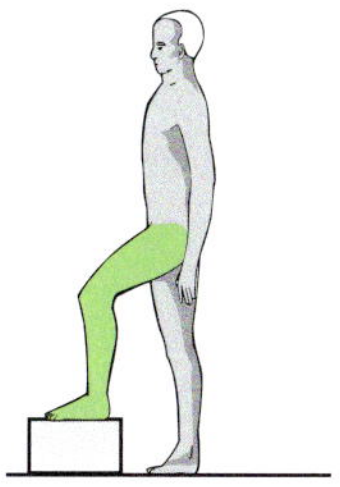

Flexion = ____________________

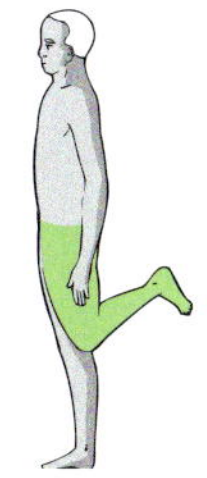

Extension = ____________________

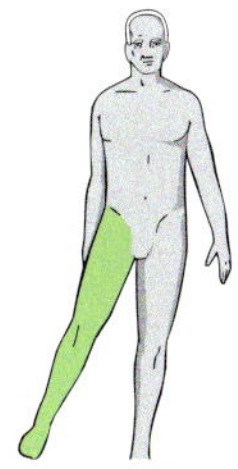

Abduktion = ____________________

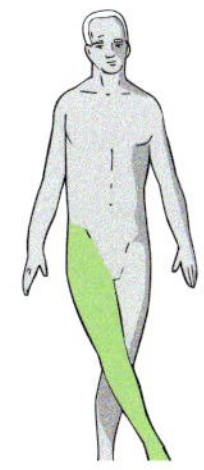

Adduktion = ____________________

Unterrichtsblatt 17: Knochen

A Beschriften Sie die Abbildung.

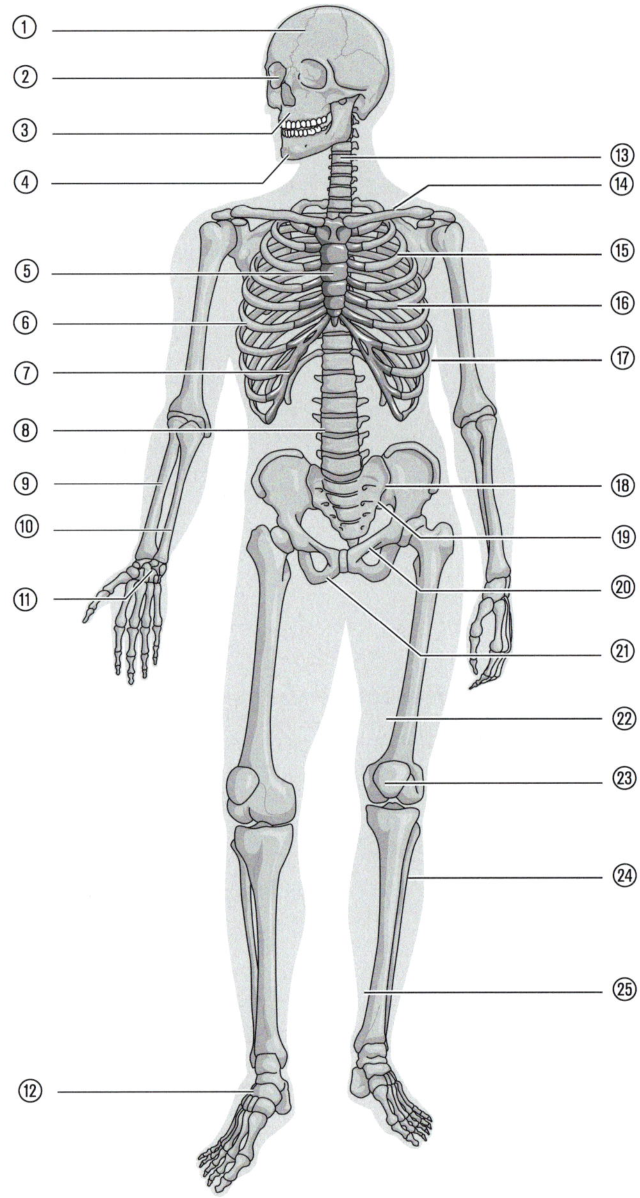

B Wie lautet das entsprechende Fachwort?

Knochenschwund, der in der Regel durch eine Entkalkung des Knochens bedingt ist	
Verschleißerscheinungen der Gelenke, bei denen das Knorpelgewebe an Dicke und Elastizität abnimmt und sich auffasert	
schmerzempfindliche Knochenhaut, die den Knochenschaft bedeckt	

A Beschriften Sie die Muskulatur des menschlichen Körpers.

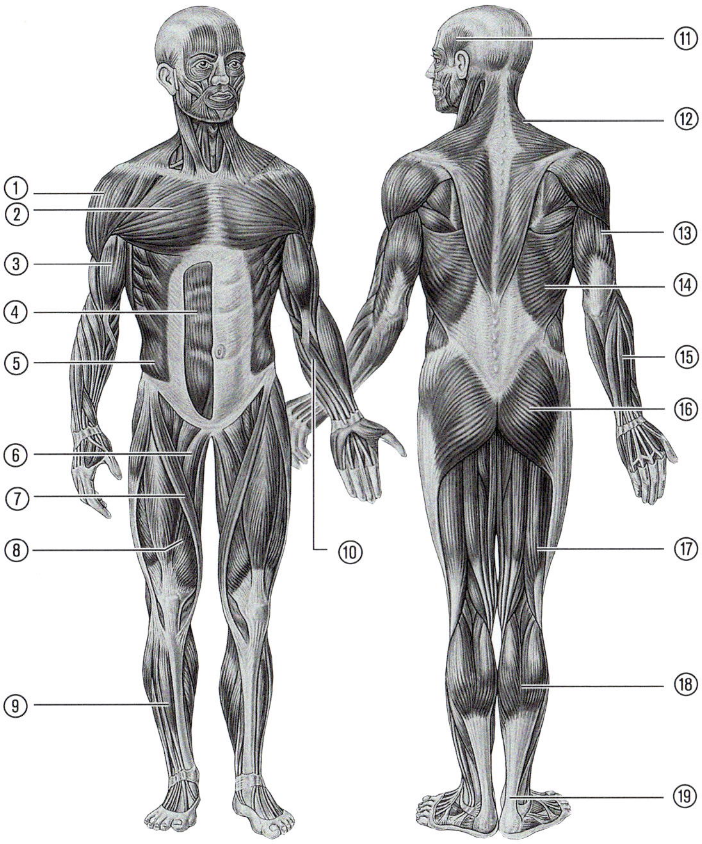

B Wie viel Prozent an Muskelmasse können bis zum 80. Lebensjahr verloren gehen?

____

C Vervollständigen Sie den Lückentext.

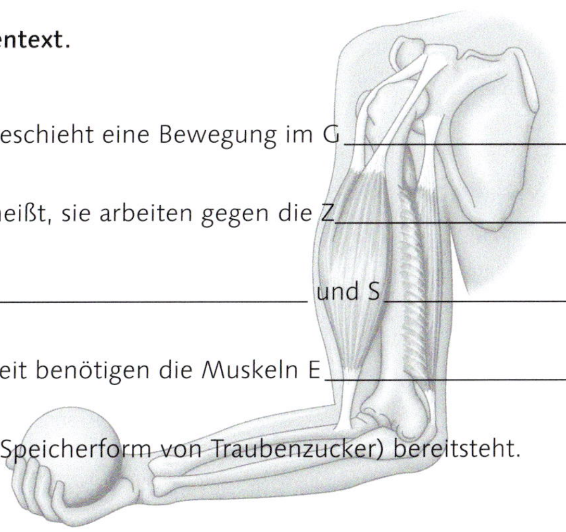

Durch die Muskelkontraktion geschieht eine Bewegung im G______________. Muskelgruppen arbeiten häufig antagonistisch, das heißt, sie arbeiten gegen die Z______________ einer anderen Muskelgruppe am Gelenk, wie z. B. B______________ und S______________ am Ellenbogengelenk. Für die körperliche Arbeit benötigen die Muskeln E______________, welche in Form von G______________ (Speicherform von Traubenzucker) bereitsteht.

Unterrichtsblatt 19: Blut und Immunsystem

A **Streichen Sie alle Bestandteile durch, die nicht zu den weißen Blutzellen gehören.**

Erythrozyten – Thrombozyten – Leukozyten – Hormone – Granulozyten – Gerinnungsfaktoren – Monozyten – Fibrinogen – Blutsalze – Lymphozyten

B **Verbinden Sie die folgenden Blutbestandteile mit der richtigen Erläuterung durch einen Pfeil.**

Erythrozyten	ca. 4000 bis 1000/mm³
Gerinnungsfaktoren	ca. 60 % der Leukozyten
Blutplättchen	Lebensdauer von ca. 100 bis 120 Tagen
Granulozyten	werden zu Fresszellen (Makrophagen)
weiße Blutzellen	ca. 200 000 bis 300 000/mm³
Monozyten	können Fibrin produzieren

C **Die Blutgruppen des Menschen werden nach dem ABO-System eingeteilt. Tragen Sie in diese Abbildung für jede Blutgruppe die jeweils vorhandenen Antikörper ein.**

Blutgruppe A

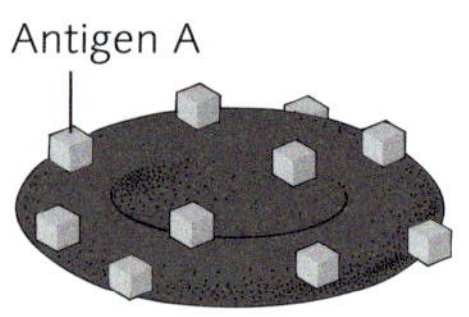

____

____

Blutgruppe B

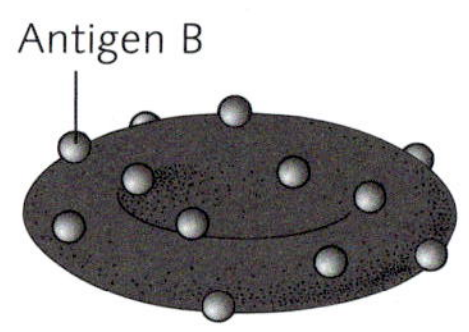

____

____

Blutgruppe AB

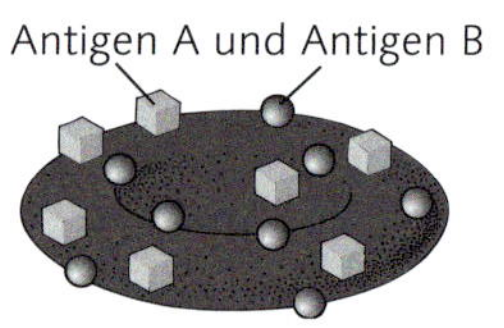

____

____

Blutgruppe 0

(keine Antigene)

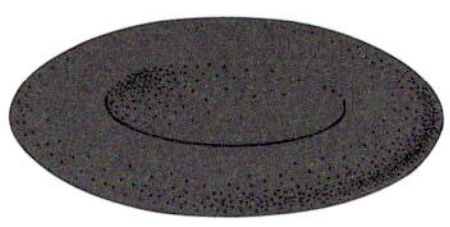

____

____

D **Unterscheiden Sie, ob es sich um Vorgänge der unspezifischen oder spezifischen Abwehr handelt, indem Sie diese mit „U“ bzw. „S“ kennzeichnen.**

______ Die Immunabwehr wird auch durch T-Killerzellen, T-Suppressorzellen und T-Gedächtniszellen unterstützt.

______ Ein Makrophage phagozytiert das Virus.

______ Ein Makrophage präsentiert den Lymphozyten die Antigene des phagozytierten Virus.

______ B- und T-Lymphozyten heften sich an den Makrophagen an (Schlüssel-Schloss-Prinzip).

______ T-Helferzellen aktivieren B-Lymphozyten zur Bildung von Antikörpern.

Unterrichtsblatt 20: Hormonsystem

A Beschriften Sie die Organe des endokrinen Systems.

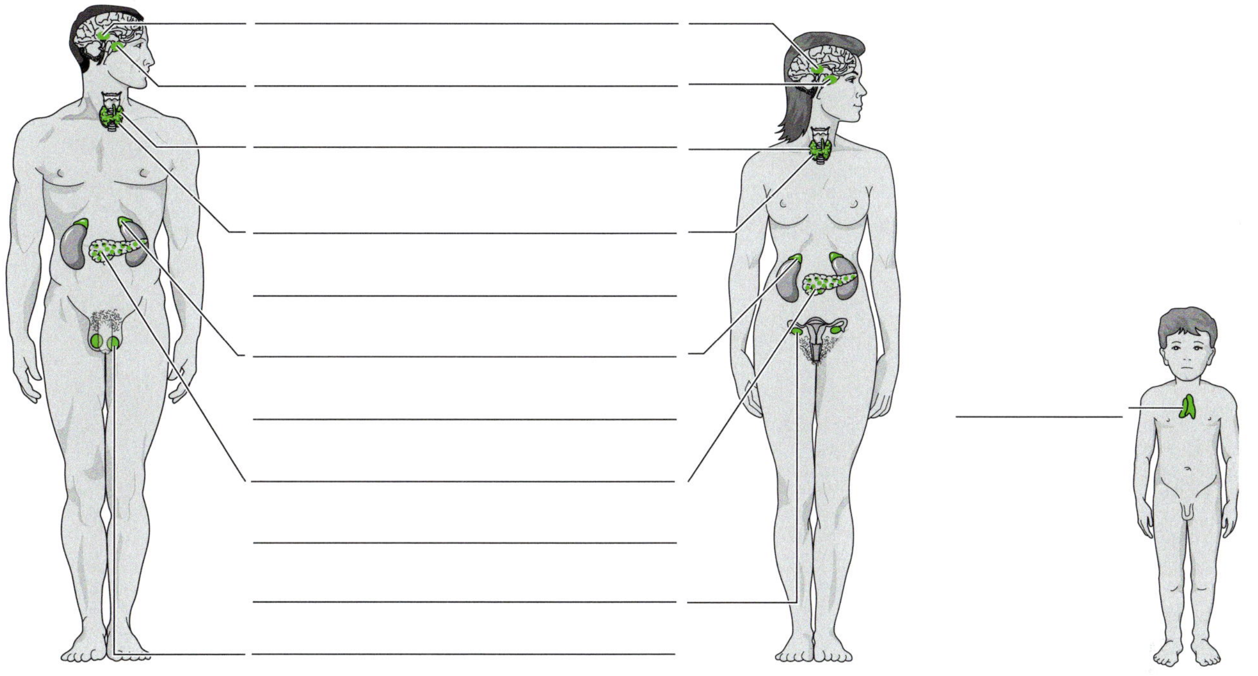

B Ordnen Sie den einzelnen Hormonen die richtige Wirkungsweise zu.

B1	**TSH** thyreoideastimulierendes Hormon	fördert die Rückresorption von Wasser in der Niere	
B2	**TRH** (Thyreotropin-Releasing Hormon)	regt die Pigmentierung der Haut an	
B3	**ACTH** (adrenocorticotropes Hormon)	fördert die Freisetzung des Hormons TSH	
B4	**Somatostatin** (Somatotropin-Inhibiting-Hormon)	regt die Schilddrüse zur Bildung von Hormonen an	
B5	**MSH** (melanozytenstimulierendes Hormon)	hemmt die Freisetzung des Wachstums-hormons	
B6	**ADH, Vasopressin** (antidiuretisches Hormon)	fördert die Freisetzung des Hormons ACTH	

Unterrichtsblatt 21: Haut

A **Die Haut ist ein Multitalent mit vielen Funktionen. Tragen sie diese Funktionen entsprechend den kurzen erklärenden Zitaten in die freien Zeilen A1 bis A7 ein.**

A1 ________________________ = „Die Haut als Spiegel der Seele"

A2 ________________________ = „Über die Haut werden Sauerstoff und Kohlendioxid ausgetauscht"

A3 ________________________ = „Haarfollikel nehmen gelöste Stoffe auf"

A4 ________________________ = „Schweiß, Talg und Duftdrüsensekrete"

A5 ________________________ = „Schweiß kühlt durch Verdunstungskälte"

A6 ________________________ = „Wärme-, Kälte-, Schmerz- und Berührungsreize"

A7 ________________________ = „Barriere für Bakterien, thermische, chemische und mechanische Schädigungen"

B **Beschriften Sie den Querschnitt der Haut.**

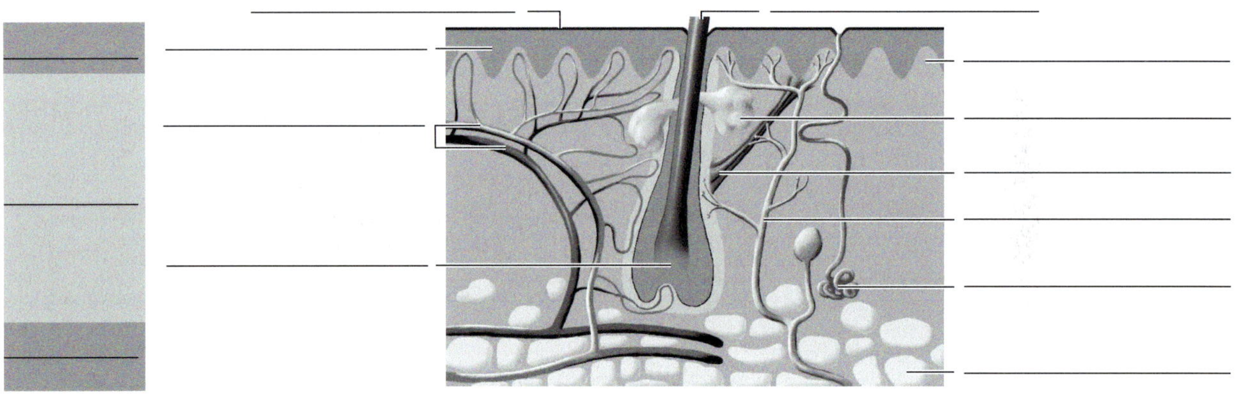

C **Eine Altenpflegeschülerin wird von der Praxisanleiterin gebeten, bei der Bewohnerin Frau Köster besonders auf den Hautturgor zu achten. Dieser sei auf den beiden Handrücken von Frau Köster (82 Jahre) herabgesetzt und an den Unterschenkeln erhöht. Warum kann die Altenpflegeschülerin den herabgesetzten sowie den erhöhten Hautturgor erkennen? Worin könnten sich die Turgorveränderungen begründen?**

____

____

____

____

____

____

____

____

Unterrichtsblatt 22: Haut und Hautanhangsgebilde

A **Hautanhangsgebilde sind Haare, Nägel und Drüsen. Beschriften Sie die folgenden Abbildungen.**

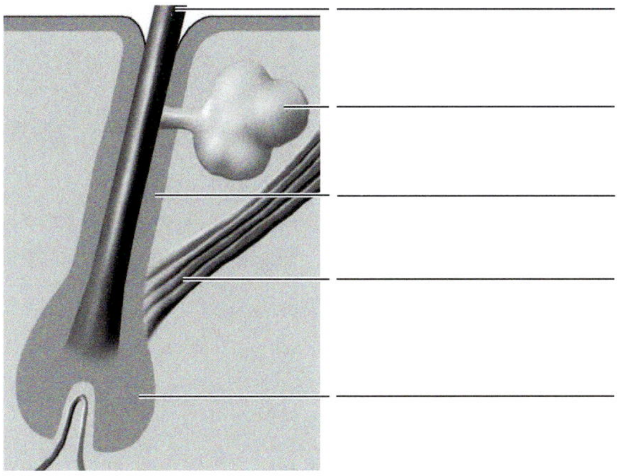

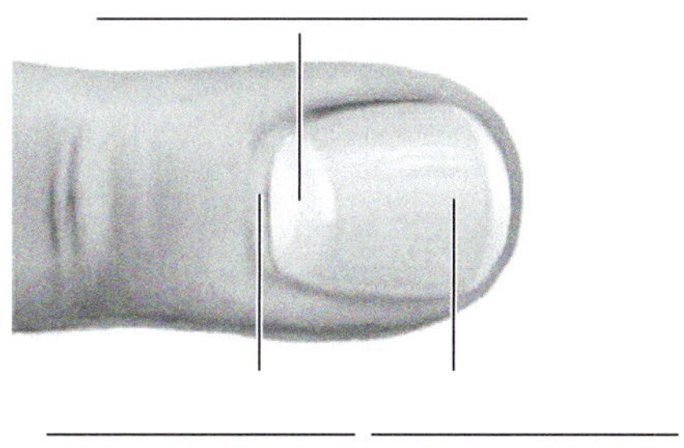

B **Vervollständigen Sie den Lückentext mit folgenden Wörtern:**

mechanischer – Wärmeisolation – festen – Wahrnehmung – elastischen – vielen – abgestorbenen

Die Oberhaut besteht aus der Hornschicht mit ________________ Zellen und der Keimschicht. Die Lederhaut besteht aus Blutgefäßen und ________________ Kollagenfasern. Diese ________________ Fasern nehmen mit zunehmendem Lebensalter ab. Die Haut bekommt dann ein „papierartiges" Aussehen und reißt unter ________________ Einwirkung schneller. Die Unterhaut besteht aus lockerem Bindegewebe mit ________________ Fettzellen. Im Alter nimmt die Zahl der Fettzellen ab. Damit ist die ________________ der Haut eingeschränkt, so dass alte Menschen eher frieren. In allen Hautschichten befinden sich Nervenendigungen zur ________________ und Weiterleitung von Sinneseindrücken.

C **Kreuzen Sie die richtige Antwort an.**

- ☐ C1 Im Alter verdicken die Fingernägel, während die Fußnägel dünner werden.
- ☐ C2 Die Altershaut ist relativ trocken und verliert ihren Säureschutzmantel.
- ☐ C3 Die Haut ist im Alter sehr fettig und neigt zu Komedonen (Mitessern).
- ☐ C4 Die Aktivität der Talgdrüsen nimmt im Alter zu.
- ☐ C5 Die Aktivität der Schweißdrüsen nimmt im Alter zu.

Unterrichtsblatt 23: Herz

A Welche der Aussagen zum Aufbau und zur Funktion des Herzens sind richtig?

a) In der linken Herzhälfte fließt sauerstoffreiches Blut.

b) Die Mitralklappe befindet sich in der linken Herzhälfte.

c) Die Pulmonalklappe führt das Blut in den linken Herzvorhof.

d) Die Aortenklappe führt das Blut in die linke Herzkammer.

e) Die Trikuspidalklappe öffnet sich während der Herzaktion dreimal.

f) Die Diastole wird als Anspannungs- und Austreibungsphase bezeichnet.

g) Während der Diastole sind alle vier Herzklappen geschlossen.

h) Die Kontraktion der Vorhöfe unterstützt die Füllungsphase der Herzkammern.

- ☐ A1 alle Aussagen
- ☐ A2 keine Aussage
- ☐ A3 Aussagen b, c, f, g, h
- ☐ A4 Aussagen a, b, g, h
- ☐ A5 Aussagen a, b, d, e
- ☐ A6 Aussagen b, c, d ,e, f
- ☐ A7 Aussagen b, e, f, h
- ☐ A8 Aussagen a, d, e, h
- ☐ A9 Aussagen c, d, g, h

B Beschriften Sie folgende Abbildung zur Anatomie des Herzens.

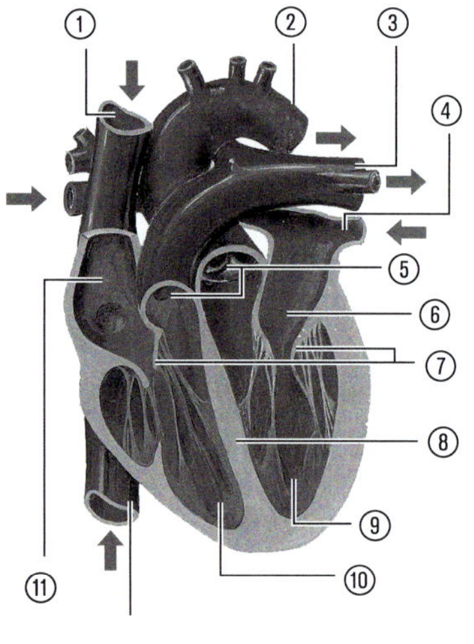

____

____

____

____

____

____

____

____

____

____

____

C Damit das Herz schlägt, werden alle Herzmuskelzellen aktiviert. Das geschieht über einen vom Herzen selbst (autonom) gebildeten elektrischen Impuls, der über Leitungsbahnen weitergeleitet wird und sich über den Herzmuskel gleichbleibend und rhythmisch ausbreitet. In welcher Reihenfolge erfolgt dieses Reizleitungssystem des Herzens?

______ His-Bündel

______ Tawara-Schenkel

______ AV (Atrioventrikulär)-Knoten

______ Sinusknoten

______ Purkinje-Fasern

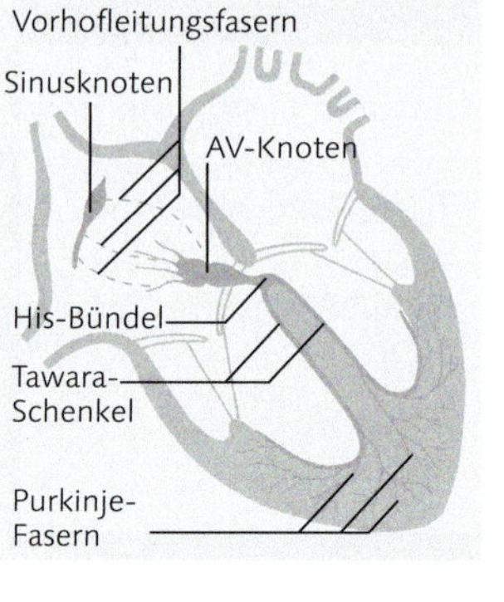

Unterrichtsblatt 24: Kreislauf

A **Das Herz pumpt das Blut in den Körperkreislauf und in den Lungenkreislauf. Bringen Sie die einzelnen Passagen des Blutes in die korrekte Reihenfolge von 1 bis 15. Beginnen und enden Sie beim rechten Herzvorhof.**

______ rechter Herzvorhof

______ Aortenklappe

______ Körper

______ linker Herzvorhof

______ Lungenarterie

______ Pulmonalklappe

______ untere und obere Hohlvene

______ rechter Herzvorhof

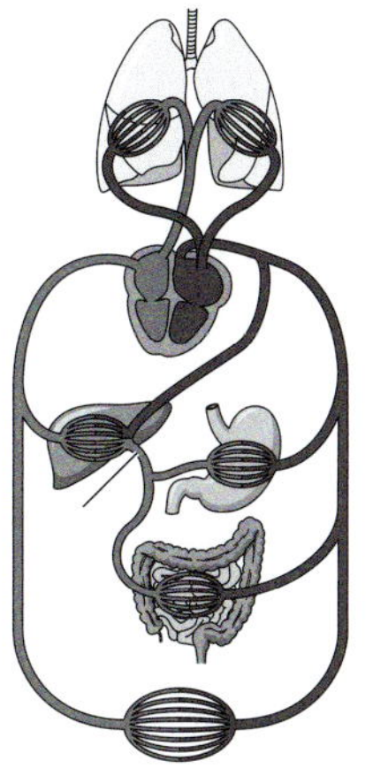

______ Aorta

______ dreizipfelige Segelklappe

______ linke Herzkammer

______ Lunge

______ Lungenvene

______ rechte Herzkammer

______ zweizipfelige Segelklappe

B **Das Lösungswort (die Buchstaben 1 bis 9) nennt die Bezeichnung einer großen Vene des Körperkreislaufes.**

Blutgefäße, die Blut zum Herzen hin transportieren = ___ ___ ___ ___ ___ (Buchstabe 2: 8)

Blutgefäße, die Blut vom Herzen weg transportieren = ___ ___ ___ ___ ___ ___ ___ ___ (Buchstabe 2: 9, Buchstabe 3: 5, Buchstabe 5: 4)

kleinste Blutgefäße, Haargefäße = ___ ___ ___ ___ ___ ___ ___ ___ ___ ___ (Buchstabe 3: 1, Buchstabe 7: 6)

Was entzieht die Leber dem Blut? = ___ ___ ___ ___ ___ ___ ___ ___ ___ ___ ___ (Buchstabe 5: 2, Buchstabe 8: 3, Buchstabe 10: 7)

Lösungswort: ___ ___ ___ ___ ___ ___ ___ ___ ___

1 7 3 4 5 6 2 8 9

C **Beschriften Sie das geschlossene System der Blutgefäße.**

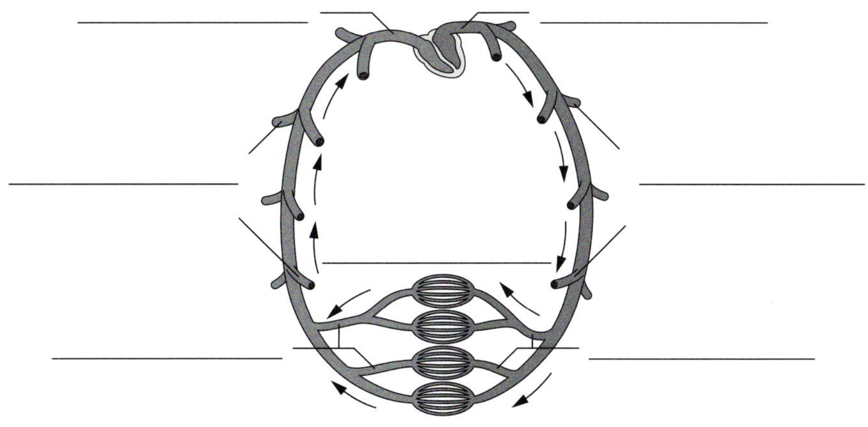

Unterrichtsblatt 25: Puls und Blutdruck

A **Verbinden Sie diese Fachwörter durch einen Pfeil mit der entsprechenden Pulsschlagfolge.**

Tachykardie	●● ●●● ● ●● ● ●
physiologischer Puls	● ● ● ● ●
Bradykardie	● ● ● ● ● ● ● ● ● ●
absolute Arryhthmie	●●●●●●●●●●●●●●●

B **In welcher Reihenfolge (1 bis 11) erfolgt die standardisierte Blutdruckmessung?**

______ Blutdruckmanschette entleeren und am Oberarm fixieren (Unterrand ca. 2,5 cm über der Ellenbeuge).

______ Manometerventil zudrehen

______ Radialispuls tasten und so lange aufpumpen, bis der Radialispuls verschwindet (systolischer Blutdruck), danach noch einmal ca. 30 mm Hg aufpumpen.

______ Das Auftreten eines mit dem Puls synchronen Tones zeigt den systolischen Wert an.

______ Das Ventil am Manometer langsam öffnen und den Manschettendruck um ca. 2–4 mmHg pro Sekunde herablassen.

______ Den Radialispuls weiter palpatieren (tasten), um festzustellen, bei welchem Manometerstand er wieder vorhanden ist.

______ Dokumentation und ggf. Wiederholung der Blutdruckkontrolle (erst nach 30 Sekunden).

______ Drei bis vier Minuten Ruhe im Sitzen, Arm in Herzhöhe lagern, Beine nebeneinander, Messung am Arm mit dem höheren Blutdruck

______ Ein plötzliches Leiserwerden des Geräusches zeigt den diastolischen Wert an.

______ Membran an der Innenseite des Oberarmes über der Oberarmarterie platzieren und unter der Armmanschette fixieren.

______ Werte von vorhergehenden Blutdruckkontrollen kontrollieren.

C **Vervollständigen Sie die Tabelle zur Vermeidung von Fehlerquellen bei der Blutdruckkontrolle.**

Fehler	Beachte
nicht geeichte Geräte	
Kleidung schnürt oberhalb der Manschette den Arm ab	
defekte Membran am Stethoskop	
der erste (Korotkow-)Ton wird verpasst	
Arm falsch gelagert	

Unterrichtsblatt 26: Atmung

A **Beschriften Sie die Abbildung der unteren Atemwege.**

______________	______________
______________	______________
______________	______________
______________	______________
______________	______________
______________	______________
______________	______________
______________	______________

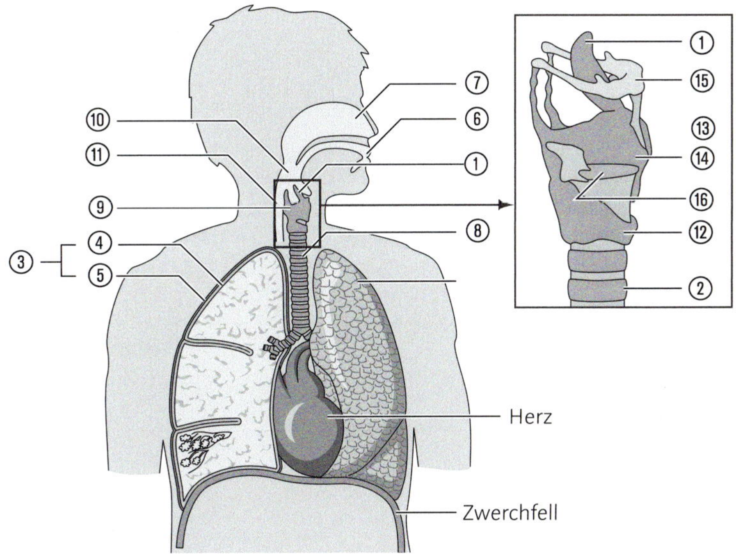

B **Verwenden Sie bei der Beantwortung der Fragen zur Atmung folgenden Silbenwurm:**

AUS – IN – AL – SPIR – BRUST – PA – MUNG – MUNG – VI – KA – LEN – TAL – RA – TION – AT – AT – TAET – ZI – VEO

Fachwort für Lungenbläschen = ______________

Luftmenge, die nach Maximalausatmung eingeatmet werden kann = ______________

deutsche Bezeichnung für Exspiration = ______________

Fachwort für Einatmung = ______________

wird auch als „kostale Atmung" bezeichnet = ______________

C **Streichen Sie die falschen Aussagen über Veränderungen der Atmung im Alter durch.**

Im Alter nimmt die Elastizität des Brustkorbs **ab/zu**.In den Thoraxknochen kommt es zu Kalkeinlagerungen. Gleichzeitig krümmt sich die Brustwirbelsäule nach **hinten/vorne**, so dass sich der Brustkorb nur noch eingeschränkt nach **innen/außen** erweitern kann. Im Alter überwiegt die **Bauchatmung/Thoraxatmung.** Die Vitalkapazität beträgt beim alten Menschen **ca. 4 bis 5 Liter/unter 3 Liter**.Im Alter kommt es zur Verdickung der Alveolarwand und **zur Neubildung/zum Verlust** von Alveolen. Das Lungengewebe atrophiert und **gewinnt/verliert** an Effektivität. Die Flimmerhärchen werden durch Fremdstoffe geschädigt, was bei **Rauchern/Nichtrauchern** zum Nachlassen der Reinigungsfunktion und zur **erhöhten/reduzierten** Infektionsgefahr und Verschleimung führen kann.

Unterrichtsblatt 27: Bewusstsein

A **Wie lautet der Fachbegriff der vorgegebenen Erklärungen zur Kontrolle des Bewusstseins?**

	Schläfrigkeit; Person ist durch leichte äußere Reize (z. B. durch leichtes Kneifen) erweckbar
	Schwere Bewusstseinseintrübung, tiefer Schlaf; Person ist nur durch stärkste Reize (durch heftiges Wachrütteln) erweckbar
	Bewusstlosigkeit; Person ist auch mit stärksten Reizen nicht erweckbar
	Zustand der Reglosigkeit (bei erhaltenem Bewusstsein)
	Störungen des Gemütslebens (z. B. Depression, Furcht, Gereiztheit)
	Verwirrtheit; die Person ist (zeitlich, örtlich, situativ und/oder persönlich) nicht orientiert, unruhig und handelt sinnlos
	Die Person zeigt wahnhafte Vorstellungen, schwitzt, zittert und ist äußerst unruhig
	Optische, akustische, taktile, gustatorische (geschmackliche) oder olfaktorische (geruchsbedingte) Wahrnehmungsstörung von etwas nicht vorhandenen
	Verkennung eines realen Gegenstandes oder einer Person

B **Das Beobachten des Bewusstseins ist für Pflegende wichtig, weil sie dabei Anhaltspunkte für die Fähigkeit der Selbstkontrolle des zu pflegenden alten Menschen bekommen. Erstellen Sie eine Checkliste mit neun Fragen zur Überprüfung der Bewusstseinslage.**

✓	1.
✓	2.
✓	3.
✓	4.
✓	5.
✓	6.
✓	7.
✓	8.
✓	9.

Unterrichtsblatt 28: Nervensystem

A **Verbinden Sie die Bestandteile einer Nervenzelle und die richtige Erklärung mit einem Pfeil.**

Zellkörper	Kontaktstelle zur Erregungsübertragung
Synapse	kurze stark verzweigte Fortsätze einer Nervenzelle
Ranvier'sche Schnürringe	bildet mit den Zellfortsätzen das Neuron
Gliazellen	bis zu 100 cm langer Ausläufer einer Nervenzelle
Endknöpfchen	bilden die Myelinscheiden und das Stützgewebe des Nervensystems
Axon	Verdickung und funktionelle Verbindung
Dendriten	Einschnürungen der Markscheiden (Myelinscheiden)

B **Erklären Sie die Vorgänge der Signalweiterleitung an einer Synapse in fünf Schritten.**

I. Schritt: ______________________________

II. Schritt: ______________________________

III. Schritt: ______________________________

IV. Schritt: ______________________________

V. Schritt: ______________________________

C **Beschriften Sie den Aufbau des Gehirns.**

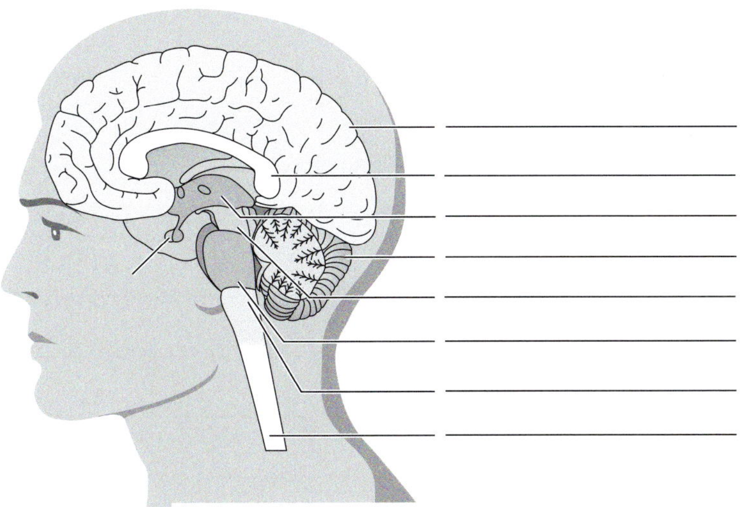

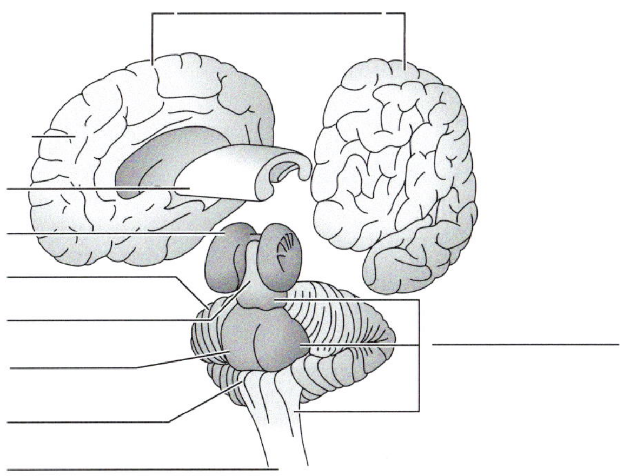

Unterrichtsblatt 29: Körpertemperatur

A **Beschreiben Sie vier Möglichkeiten der Temperaturregulation anhand dieser vier Skizzen.**

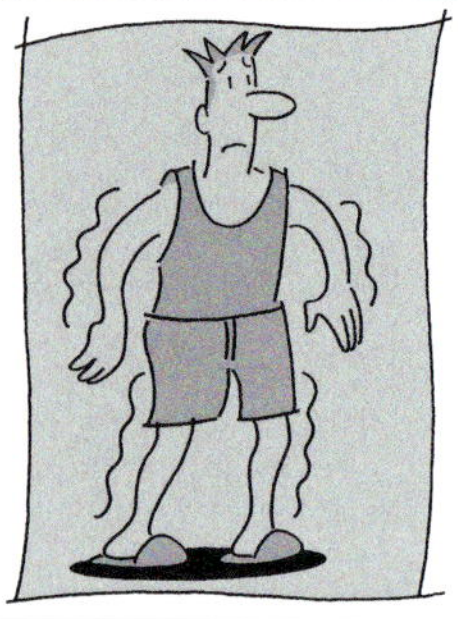	A1 ______	A2 ______	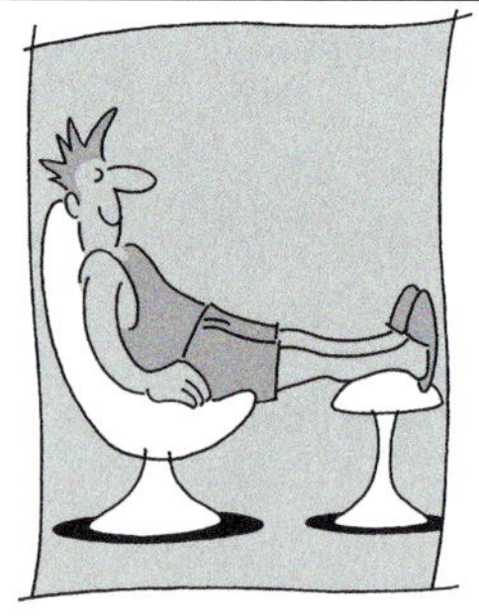
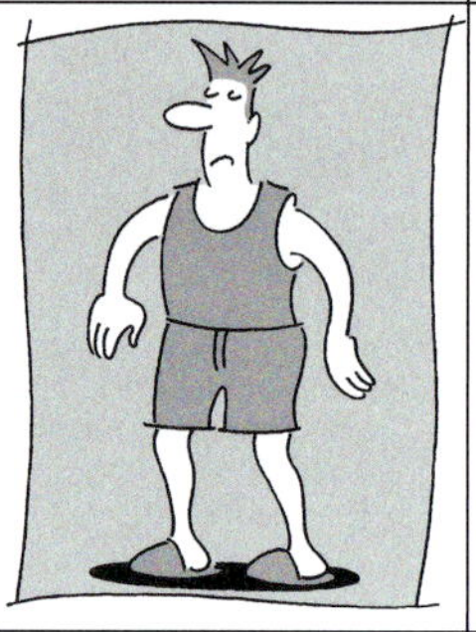	A3 ______	A4 ______	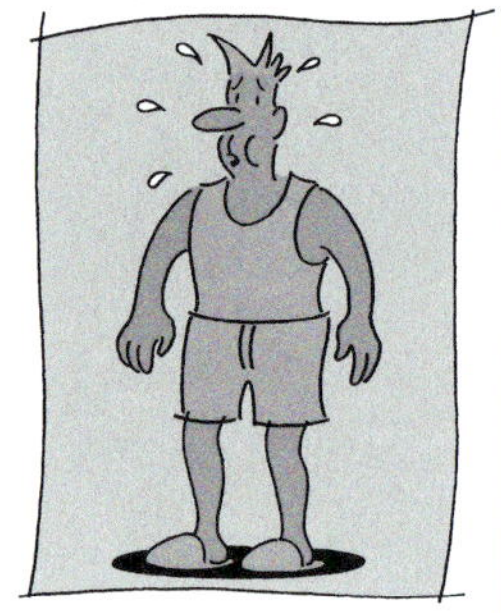

B **Kreuzen Sie die richtige(n) Antwort(en) zur Körpertemperaturkontrolle an.**

- ☐ B1 Digitalthermometer können Messwerte speichern.
- ☐ B2 Ohrthermometer messen die Wärmestrahlen und benötigen dazu ca. 1 min.
- ☐ B3 Die inguinale Temperaturmessung erfolgt in der Leistenbeuge.
- ☐ B4 Zäpfchenrückstände können bei der rektalen Messung zu Fehlwerten führen.
- ☐ B5 Quecksilberthermometer müssen vor Gebrauch „hinuntergeschlagen" werden.
- ☐ B6 Die Differenz zwischen rektaler und axillarer Messung liegt normalerweise bei ca. 1 °C.
- ☐ B7 Es dürfen sich keine Kleidungsstücke zwischen Thermometer und Haut befinden.
- ☐ B8 Eine axillare Messung ist die genaueste Temperaturkontrolle.
- ☐ B9 Die Körperkerntemperatur ist niedriger als die Schalentemperatur.

C **Bei wie viel Grad Celsius liegen die rektalen Messwerte für die aufgeführten Temperaturstufen?**

Untertemperatur: ______

normale Temperatur: ______

subfebrile Temperatur: ______

mäßiges Fieber: ______

hohes Fieber: ______

sehr hohes Fieber: ______

Unterrichtsblatt 30: Hygiene

A **Verbinden Sie diese Fachbegriffe der Hygiene und deren richtige Erklärung mit einem Pfeil.**

Asepsis	Widerstandsfähigkeit eines Körpers gegenüber schädlichen Einflüssen der Umwelt
Antisepsis	gezielte Maßnahme mit dem Ziel der Keimfreiheit
Sepsis	Invasion von Mikroorganismen zusammen mit der Reaktion des Organismus auf diese
Resistenz	Eindringen, Haftenbleiben und Vermehren von Mikroorganismen
Sterilisation	gezielte Maßnahmen zur Reduktion von Krankheitserregern
Desinfektion	Maßnahmen zur Inaktivierung, Hemmung und Abtötung von Keimen
Infektion	Maßnahmen zur Beseitigung von pathogenen Mikroorganismen

B **Erklären Sie die sechs Schritte der hygienischen Händedesinfektion mit Hilfe der Abbildungen B1 bis B6.**

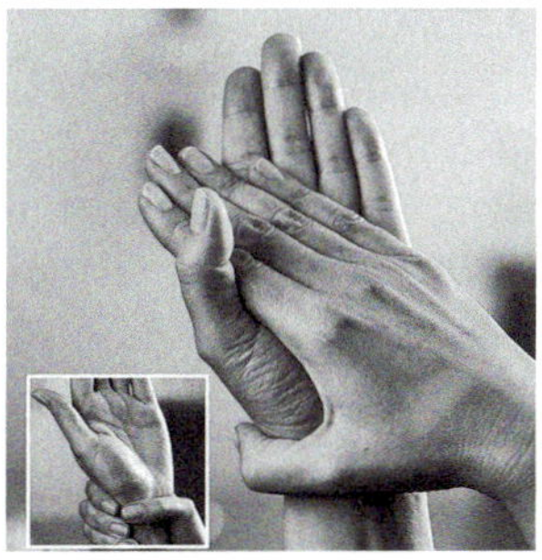	B1 ____	B2 ____	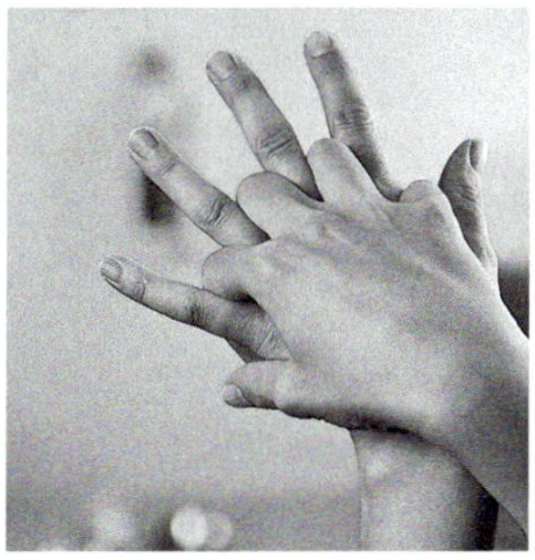
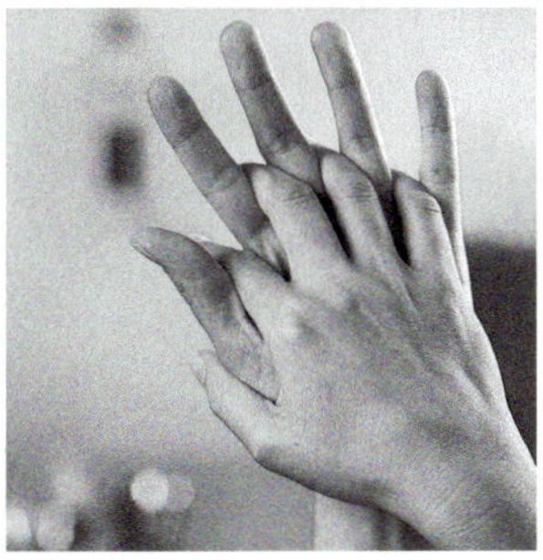	B3 ____	B4 ____	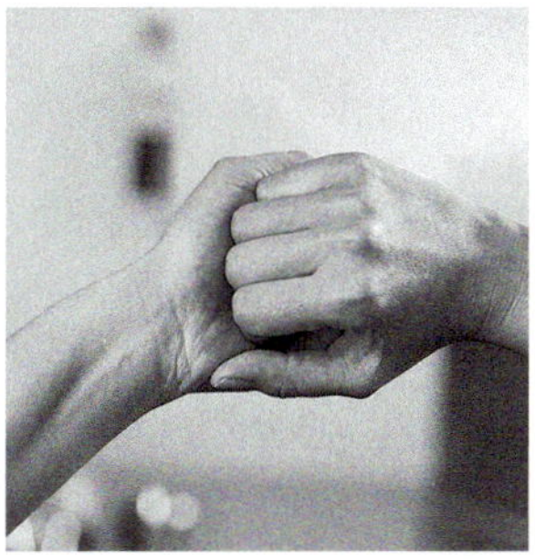
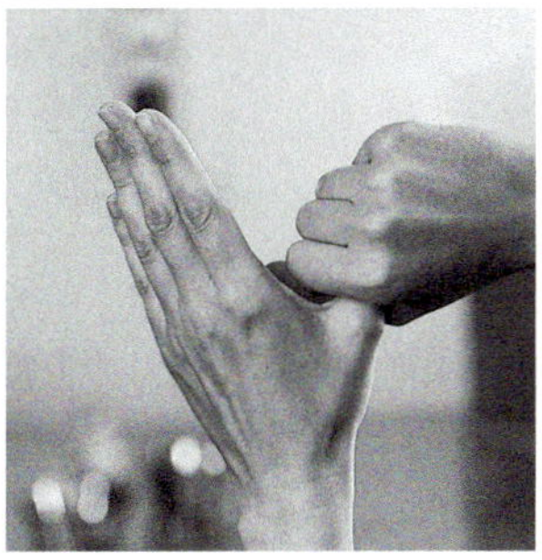	B5 ____	B6 ____	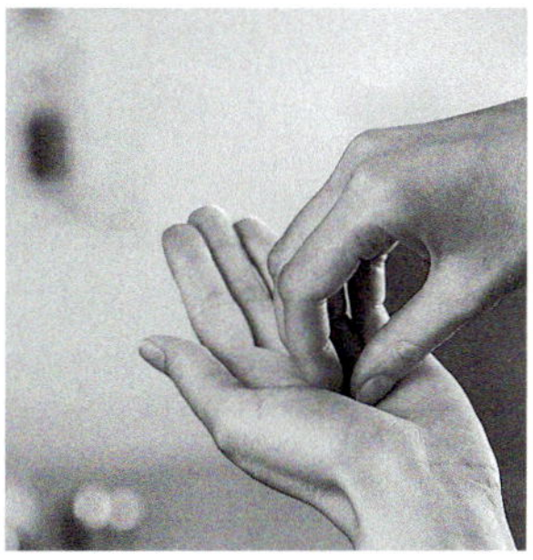

Unterrichtsblatt 31: Verdauungssystem

A Welche dieser Veränderungen im Alter treffen zu? Kreuzen Sie die richtige Kombination (A1 bis A6) an.

a) Die Wirkung von Alkohol nimmt zu, weil die Leber den Alkohol langsamer abbaut.

b) Eine Veränderung der Gallenzusammensetzung führt häufig zu Gallensteinen.

c) Eine verstärkte Durchblutung der Bauchspeicheldrüse verursacht Diabetes mellitus.

d) Die Darmperistaltik ist beschleunigt, so dass der Verdauungsbrei rascher transportiert wird.

- ☐ A1 Antworten b und c
- ☐ A2 Antworten a und d
- ☐ A3 Antworten a und c
- ☐ A4 Antworten c und d
- ☐ A5 Antworten a und b
- ☐ A6 Antworten b und d

B Tragen Sie in dieses Schema zur Verdauung einzelner Stoffgruppen die folgenden Begriffe ein:

Aminosäure – Amylase – Fette – Galle – Glukosemoleküle – Glycerin / Fettsäuren – Kohlenhydrate – Lipase – Lymphgefäß – Maltase / Amylase – Pepsin – Proteine – Trypsin / Chymotrypsin

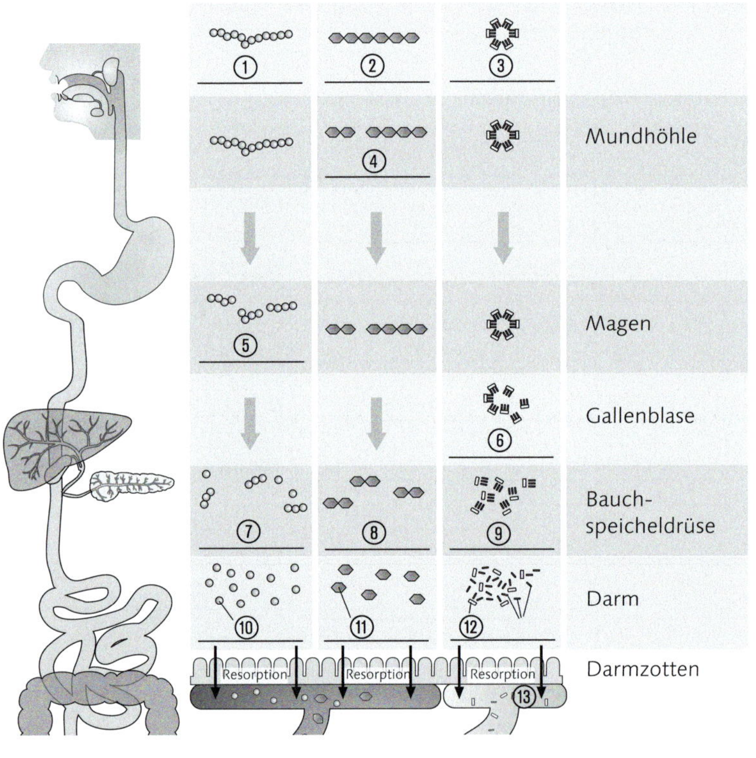

C Warum klagen alte Menschen im Alter sehr häufig über Mundtrockenheit (Xerostomie)?

Unterrichtsblatt 32: Unterstützung alter Menschen bei der Körperpflege

A Die folgenden Silben ergeben vier Aspekte, die insbesondere bei alternativen Waschungen entscheidend sind:

LAP – PEN – RICH – SAET – SER – SER – TUNG – WASCH – WASCH –

WASCH – WAS – WAS – ZE – ZU – WASCH

________________________ ________________________

________________________ ________________________

B Teilbäder werden mit unterschiedlichen Zielen verfolgt. Tragen Sie in dieser Tabelle außer einem beabsichtigten Ziel auch jeweils die Temperatur des Badewassers sowie die Badedauer ein.

Teilbäder	Ziel	Badetemperatur und -dauer
Kaltes Armbad		
Warmes Armbad		
Ansteigendes Armbad		
Wechselfußbad		
Sitzbad		
Halbbad		

C Heilpflanzen (in getrockneter Form, aber auch als Öle mit Duftstoffen) lassen sich gut in die Körperpflege integrieren. Listen Sie zu jeder Wirkungsweise fünf ätherische Öle auf.

Erfrischend und belebend	Entspannend und beruhigend	Entzündungshemmend

Unterrichtsblatt 33: Ablauf der Ganzkörperwaschung

A **Bringen Sie die folgenden Auszüge aus dem Ablauf einer Ganzkörperwaschung (bei Vollübernahme durch eine Pflegefachkraft) in die richtige Reihenfolge (1 bis 20).**

______ ankleiden, zudecken und hygienische Händedesinfektion

______ Augen vom äußeren zum inneren Augenwinkel waschen

______ Beine waschen und Fußbad anbieten oder Füße waschen (dazu Handtuch unterlegen)

______ Brustkorb und Oberbauch (inklusive des Bauchnabels) waschen und abtrocknen

______ dem Waschwasser Waschlotion zusetzen

______ ein Handbad anbieten (rechts und links) oder Hände waschen (dazu Handtuch unterlegen)

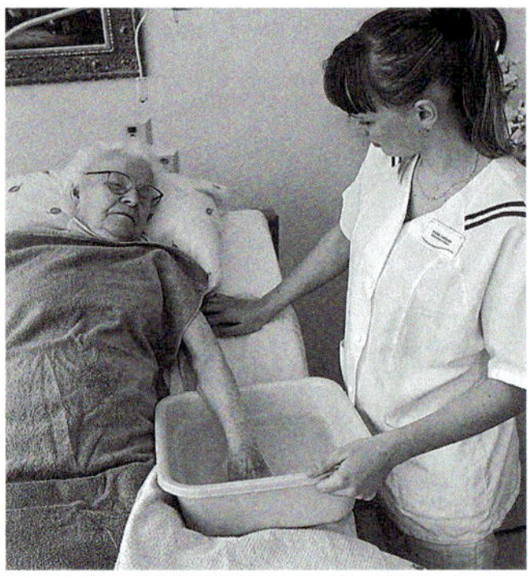

______ frische Oberbekleidung anziehen

______ hygienische Händedesinfektion und ggf. Angehörige/Gäste hinausbitten

______ Hals waschen und abtrocknen

______ Intimpflege und anschließend hygienische Händedesinfektion

______ körperfernen Arm und körperferne Achselhöhle waschen

______ körpernahen Arm und körpernahe Achselhöhle waschen

______ Sichtung des individuellen Handlungsablaufes (Pflegeplanung) und des Pflegeablaufberichtes

______ Oberbekleidung ausziehen und Oberkörper abdecken (z. B. mit einem trockenen Badetuch)

______ Oberkörperhochlagerung (zur situativen Orientierung)

______ Ohrmuschel und hinter den Ohren waschen, abtrocknen und inspizieren

______ Rücken waschen (wenn der Pflegebedürftige schmerzfrei gedreht werden kann)

______ Waschwasser wechseln

______ Gesicht von Stirn über Wangen zum Kinn rechts und links waschen und abtrocknen

______ Schlafanzughose auskleiden und Unterkörper abdecken (z. B. mit einem trockenen Badetuch)

B **Kreuzen Sie die richtigen Antworten zur Intimpflege an.**

- ☐ B1 Bei der Intimpflege wird vom Anus in Richtung Symphyse (Schambeinfuge) gewaschen.
- ☐ B2 Unter „Paraphimose" wird die Einengung der Vorhaut des männlichen Genitals verstanden.
- ☐ B3 Die Reposition der Vorhaut obliegt der Pflegefachkraft.
- ☐ B4 Nach der Pflege des Penis wird die Vorhaut zurückgeschoben.
- ☐ B5 Unter „Intertrigo" wird das Wundwerden verstanden.
- ☐ B6 Beim Reinigen der Eichel muss in Richtung Harnröhre gewaschen werden.
- ☐ B7 Zur Intimpflege werden aus hygienischen Gründen Schutzhandschuhe angezogen.

Unterrichtsblatt 34: Mund- und Zahnpflege

A Beschriften Sie das Schaubild „Aufbau eines Zahnes".

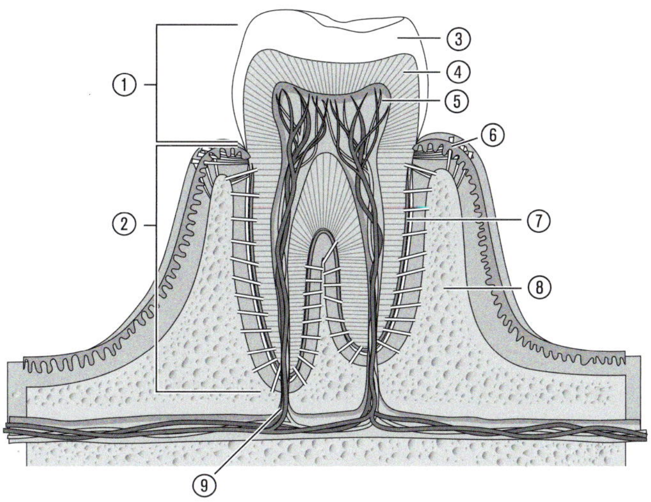

B Was tun Sie, um Zahnprothesen bei der Reinigung vor Schäden zu schützen?

C Streichen Sie in diesen Informationen zur Mund- und Zahnpflege die falschen Begriffe durch.

Routinemäßig eingesetzt **fördern / hemmen** Mund- und Rachendesinfektionsmittel (z. B. mit dem Wirkstoff Chlorhexidin) die natürliche Mundflora und können so das Wachstum von Pilzen **fördern / hemmen**. Liegt ein besonderes Kariesrisiko vor, sollten die Zähne **nicht fluroidiert / fluoridiert** werden. Zur Entfernung von Speiseresten kann ein Fingerling verwendet werden. Dabei wird **vom Rachen zu den Lippen / von den Lippen zum Rachen** hin ausgewischt. Mundatmer neigen **sehr / kaum** zur Xerostomie (Mundtrockenheit). Bei **abwehrgestärkten / abwehrgeschwächten** Menschen (z. B. bei alten Menschen) kommt eine orale Candidose (Hefepilzerkrankung) der Mundhöhle häufiger vor. **Zuckerfreie / Zuckerhaltige** Kaugummi oder Bonbons sind gute Maßnahmen zur Unterstützung der Speichelproduktion. Aphthen sind **schmerzlose / schmerzhafte** rot umrandete Geschwüre vorzugsweise an Lippe, Wange, Mundboden oder Zungenunterseite. Eine Parotitis ist eine Entzündung der **Backenzähne / Speicheldrüse**, die meist durch Viren (Mumps) oder Bakterien hervorgerufen wird.

D Beschreiben Sie die Behandlung und Pflege bei Mundsoor.

Unterrichtsblatt 35: Lagerungen

A **Ordnen Sie den unten stehenden Abbildungen jeweils eine der neun Erkrankungen zu, bei welcher die gezeichnete Lagerung indiziert ist:**

Herzschwäche – Blutvolumenmangel – Atemnot – Brustkorbverletzung – Bauchverletzung – art. Durchblutungsstörung

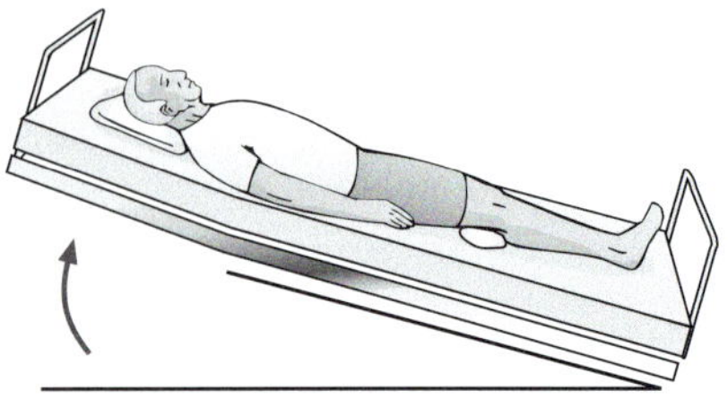

Lagerung bei: ____________________

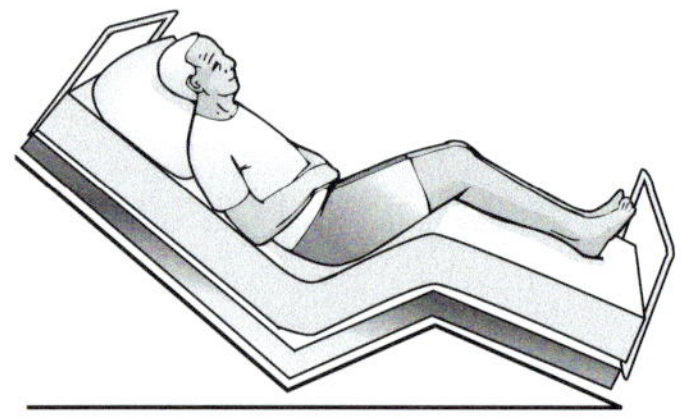

Lagerung bei: ____________________

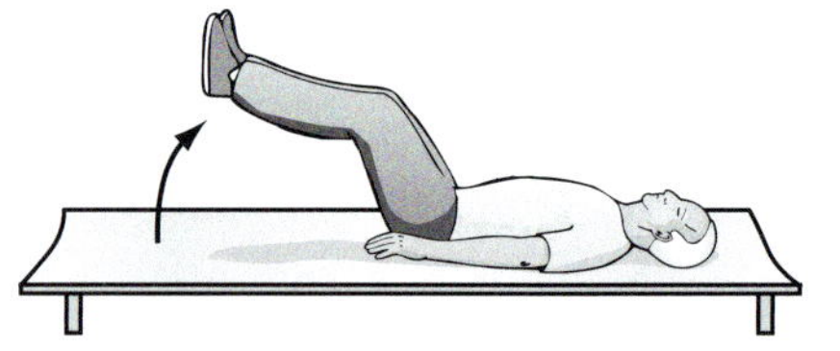

Lagerung bei: ____________________

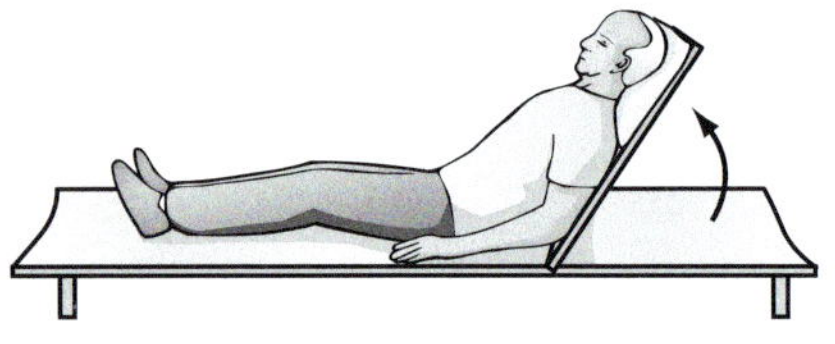

Lagerung bei: ____________________

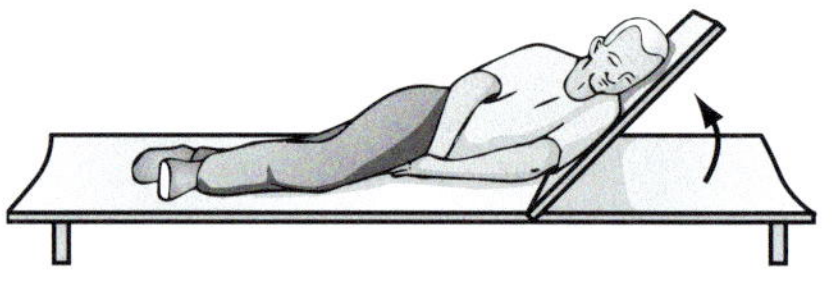

Lagerung bei: ____________________

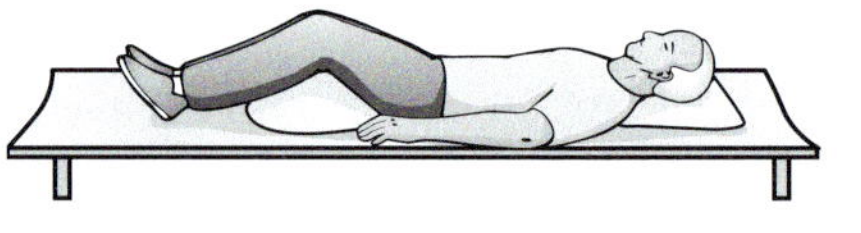

Lagerung bei: ____________________

B **Kreuzen Sie die richtigen Lagerungsprinzipien an.**

- ☐ B1 Vergrößerung der Aufliegefläche und Verringerung des Auflagedrucks.
- ☐ B2 Knierollen möglichst dauerhaft anwenden.
- ☐ B3 Weichlagerungen bewirken eine besondere Körperorientierung.
- ☐ B4 Sparsamer und wirkungsvoller Einsatz von Lagerungshilfsmitteln.

C **Erläutern Sie diese Abbildungen zur stabilen Seitenlage.**

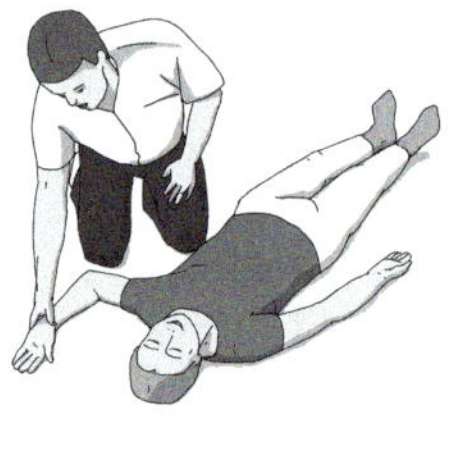

____

____

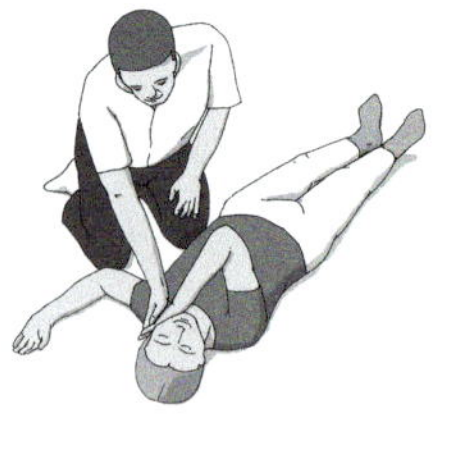

____

____

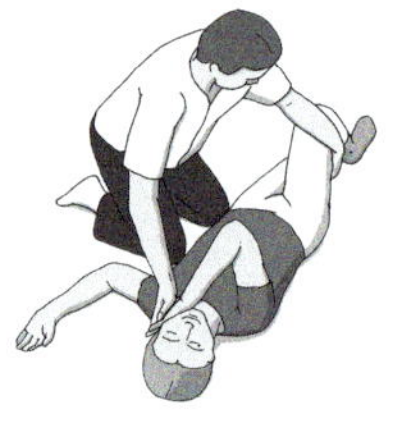

____

____

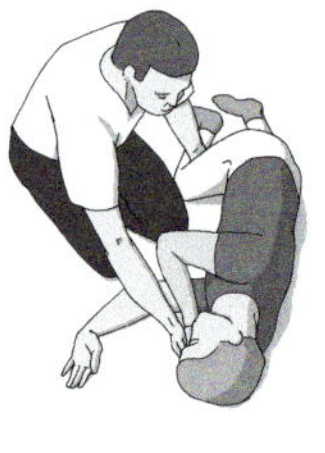

____

____

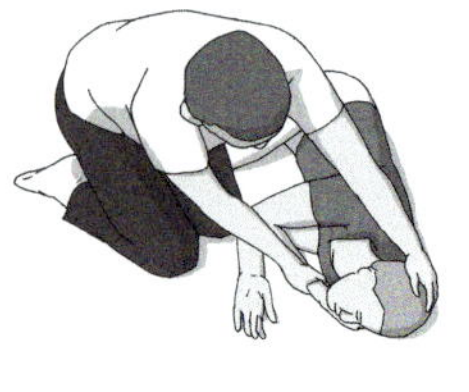

____

____

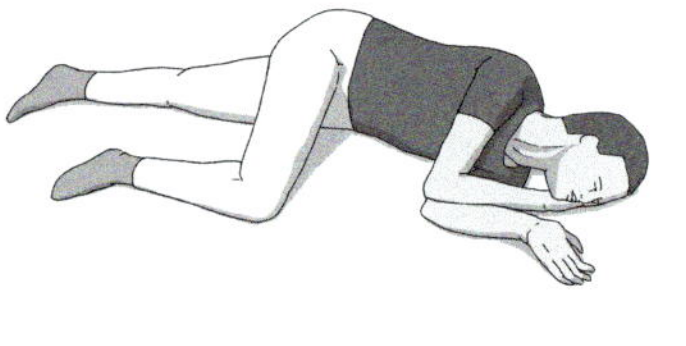

____

____

Unterrichtsblatt 36: Dekubitusprophylaxe (Seite 1)

A Ein Dekubitus entsteht an besonders gefährdeten Körperstellen (Prädeliktionsstellen). Markieren Sie diese Knochenvorsprünge in den folgenden Abbildungen mit einem Pfeil.

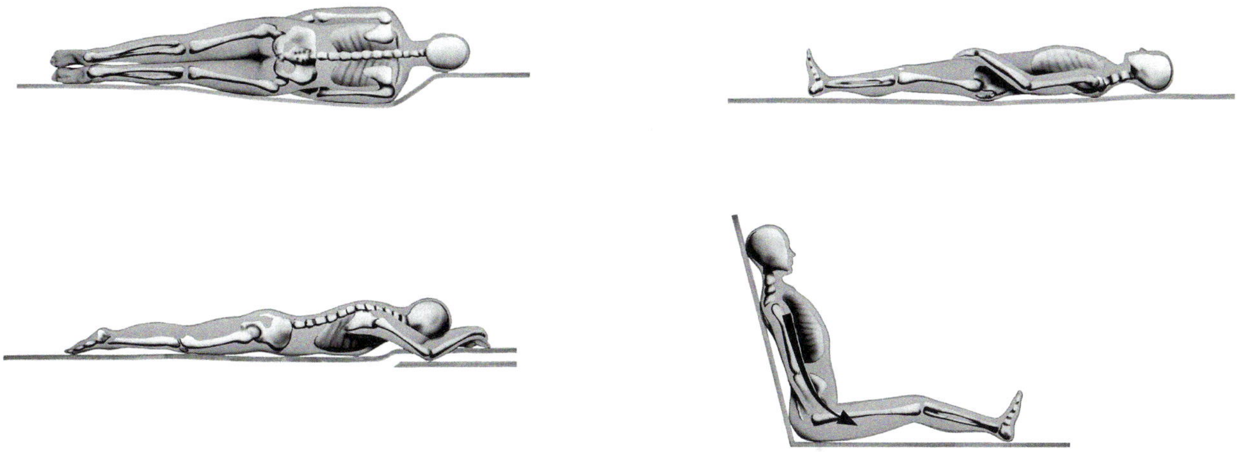

B Die Braden-Skala ist ein Einschätzungsinstrument (Assessment) zur Dekubitusgefährdung. Notieren Sie die sechs Risikobereiche, die dabei erfasst werden.

B1 ______________________________

B2 ______________________________

B3 ______________________________

B4 ______________________________

B5 ______________________________

B6 ______________________________

C Kreuzen Sie die richtigen Aussagen über Pflegemaßnahmen zur Dekubitusprophylaxe an.

☐ C1 Die 90°-Seitenlagerung ist zur Dekubitusprophylaxe ungeeignet.

☐ C2 Trotz Verwendung einer Wechseldruckmatratze wird der zu Pflegende gelagert.

☐ C3 Mikrobewegungen hängen auch von den Wünschen des zu Pflegenden ab.

☐ C4 Die A-Lagerung dient zur Druckentlastung der Kreuzbeinregion.

☐ C5 Felle gelten an der Prädilektionsstelle „Ferse" als Mittel der Wahl.

☐ C6 Luftringe sind besonders gegen Dekubitalulzera im Kreuzbeinbereich geeignet.

☐ C7 Wasserbetten bieten eine gute Druckentlastung, erschweren aber die Eigenmobilisation.

☐ C8 Ein wichtiger Grundsatz lautet: „Aktive Eigenbewegung statt passive Lagerung."

Unterrichtsblatt 37: Dekubitusprophylaxe (Seite 2)

D **Notieren Sie diese Lagerungsarten zur Dekubitusprophylaxe jeweils vor dem zutreffenden Grund für ihre Anwendung:**

V-Lagerung – T-Lagerung – Drei-Kissen-Lagerung – 135-Grad-Lagerung

__________________ = dient der Weich- und Hohllagerung und damit der Entlastung druckgefährdeter Regionen in Rückenlage

__________________ = dient zur völligen Druckfreiheit im Rücken-Kreuzbein- und Fersenbereich

__________________ = dient zur Hohllagerung (Druckentlastung) der Wirbelsäule

__________________ = dient zur Druckfreiheit der Schulterblattspitzen und des unteren Rippenrandes

E **Erläutern Sie die 30-Grad-Seitenlagerung.**

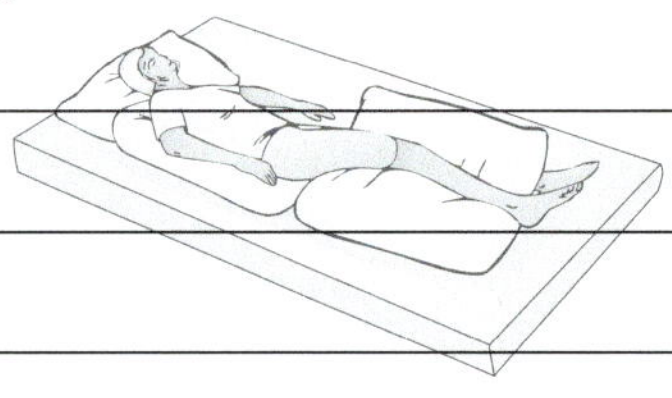

____

____

____

F **Kreuzen Sie an, ob es sich um geeignete oder ungeeignete prophylaktische Pflegemaßnahmen handelt.**

Dekubitusvorbeugende Pflegemaßnahmen:	**Geeignet ☺**	**Ungeeignet ☹**
zweistündliches Umlagern		
Eisen und Föhnen		
Verwendung eines Lagerungskissens		
Wassermatratze		
ringförmige Hohllagerung		
Einreiben mit Fettsalbe		
Mobilisation		
Mikrobewegungen, Mikrostimulation		
hyperämisierende (durchblutungsfördernde) Salbe		

G **Was ist beim Bewegungsplan für das Umlagern zu beachten? Wovon sind die Lagerungsintervalle abhängig?**

____

____

____

____

____

____

Unterrichtsblatt 38: Thrombo-Embolie-Prophylaxe

A **Kreuzen Sie die richtige Antwortkombination zur Thrombo-Embolie-Prophylaxe an.**

a) Gerade bei adipösen Beinen sind Medizinische Thrombo-Emboliestrümpfe (MTS) zu bevorzugen.

b) Durch Kompression der Beinvenen mittels MTS oder Kompressionsverband werden die oberflächlichen Venen verengt, was zur Beschleunigung des venösen Blutrückflusses führt.

c) Durch Kompression der Beinvenen mittels MTS oder Kompressionsverband wird die Wirkung der Muskel-Venen-Pumpe unterstützt.

d) Eine wichtige Maßnahme im Rahmen der Thrombo-Embolie-Prophylaxe stellt die Beobachtung der Flüssigkeitsaufnahme beim zu Pflegenden dar.

e) Beine brauchen vor dem Anziehen von Kompressionsstrümpfen nicht unbedingt hochgelagert zu werden, da das Material speziell darauf ausgerichtet ist, vorhandene Unterschenkelödeme in Richtung Herz wegzudrücken.

f) Beine dürfen bei Verdacht auf Thrombose, bei Herzinsuffizienz sowie bei Beinödemen nicht ausgestrichen werden. Dadurch könnten Gefäße perforieren und eine gefährliche Entzündungsreaktion mit Sepsisgefahr hervorrufen.

g) Das Ausstreichen der Beine zur Thrombo-Embolie-Prophylaxe darf vor allem nicht bei Thrombose erfolgen, da der Thrombus gelöst und eine lebensgefährliche Embolie hervorgerufen werden könnte.

h) Venen werden bei Herzinsuffizienz nicht ausgestrichen, da es sonst zur Überlastung des Herzens kommen könnte.

i) Ein wichtiger Hinweis zur Thrombo-Embolie-Prophylaxe lautet: „Lieber Stehen und Sitzen als Liegen und Laufen."

☐ A1 a, b, d, e, g, h   ☐ A2 a, b, c, d, g, h   ☐ A3 b, c, e, f, i

☐ A4 c, d, f, h, i   ☐ A5 c, d, f, I   ☐ A6 b, c, d, g, h

B **Ordnen Sie der Abbildung zur Virchow'schen Trias die korrekten Begriffe zu.**

Hypozirkulation – Hyperkoagulabilität – Hypokoagulabilität – Endothelläsion – erhöhte Gerinnungsneigung – verlangsamter Blutstrom – Gefäßwandschäden – beschleunigter Blutstrom – Gefäßwandhyperpigmentierung

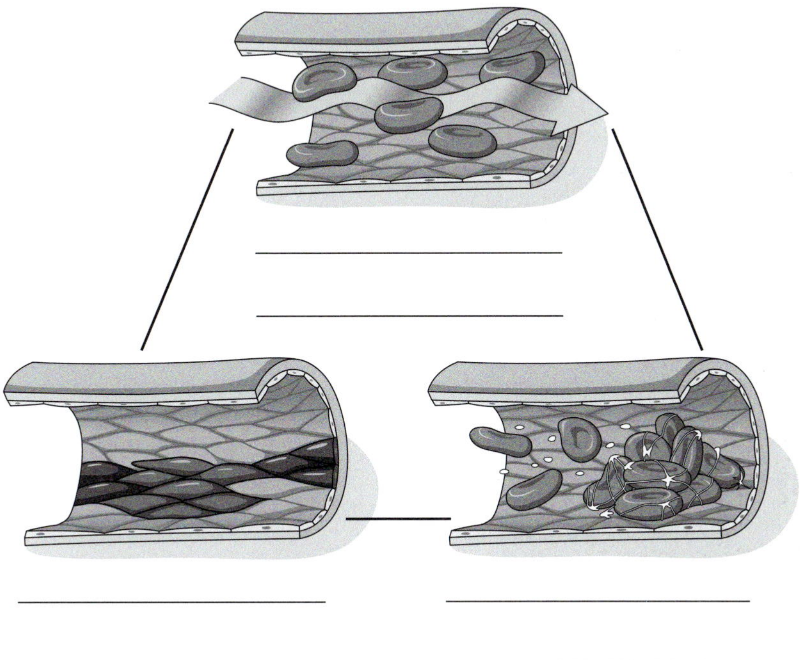

Unterrichtsblatt 39: Kontrakturprophylaxe

A **Erklären Sie einer Bewohnerin, wie sie aktive Bewegungsübungen durchführen soll.**

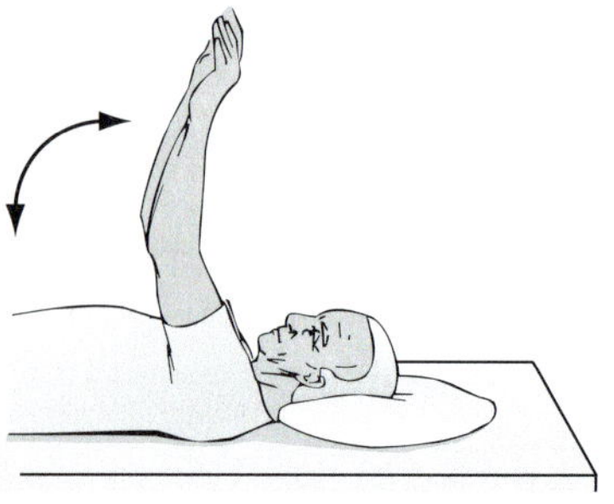

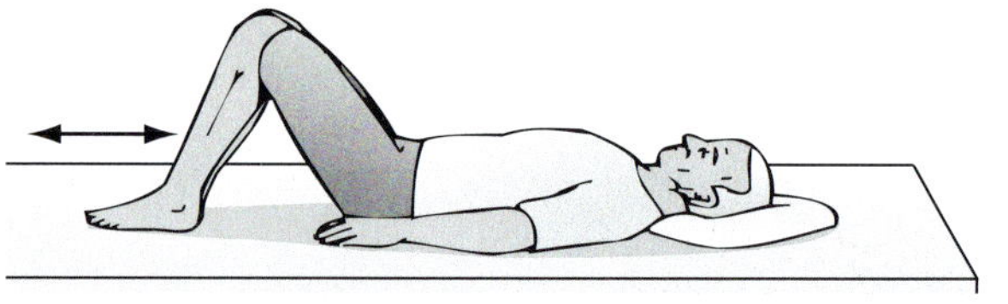

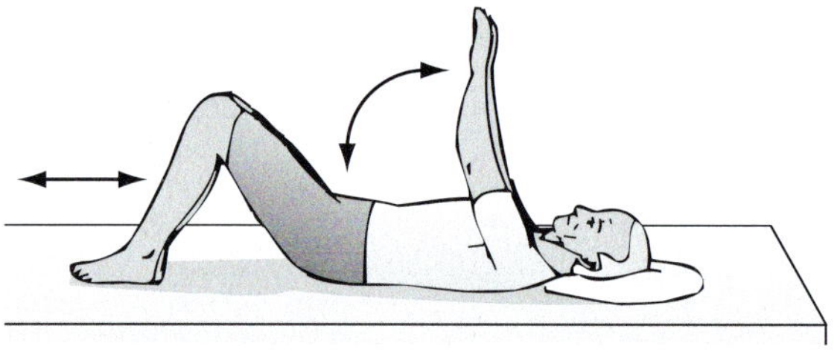

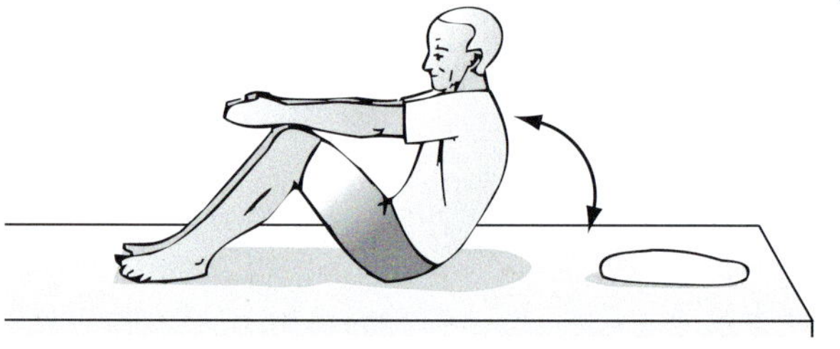

B **Kreuzen Sie die richtigen Aussagen (B1 bis B7) zur Kontrakturprophylaxe an.**

- ☐ B1 Bei der aktiv-assistiven Übung hilft der Pflegebedürftige unterstützend mit.
- ☐ B2 Resistive Übungen erfolgen nur gegen einen gedachten (fiktiven) Widerstand.
- ☐ B3 Die physiologische Mittelstellung (Funktionsstellung) ist das Mittel der Wahl.
- ☐ B4 Eine Lagerung in Beugestellung verhindert die Verkürzung der Streckmuskulatur.
- ☐ B5 Bei Patienten mit einer Spastik können Bewegungsübungen kontraindiziert sein.
- ☐ B6 Beim Spitzfuß ist eine Streckung des Fußes in Richtung Fußrücken nicht möglich.
- ☐ B7 Dermatogene Kontrakturen entstehen aufgrund einer Nervenschädigung.

C **Welche Faktoren können zur Entwicklung eines Spitzfußes beitragen?**

Unterrichtsblatt 40: Pneumonieprophylaxe

A **Beschriften Sie diese ventilationsfördernden Lagerungen und beschreiben Sie deren Wirkung.**

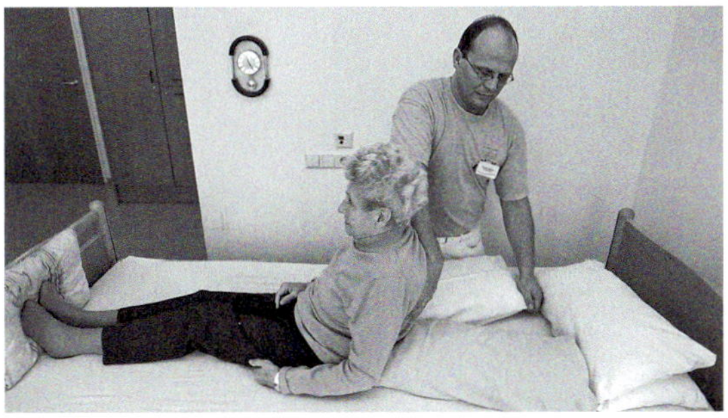

Bezeichnung: ______________________

Wirkung: ______________________

____

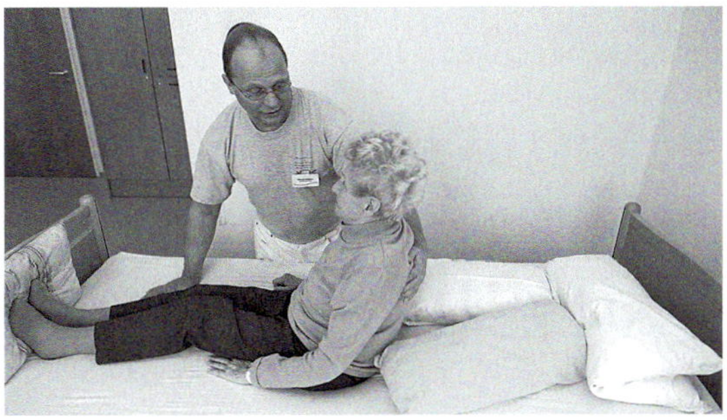

Bezeichnung: ______________________

Wirkung: ______________________

____

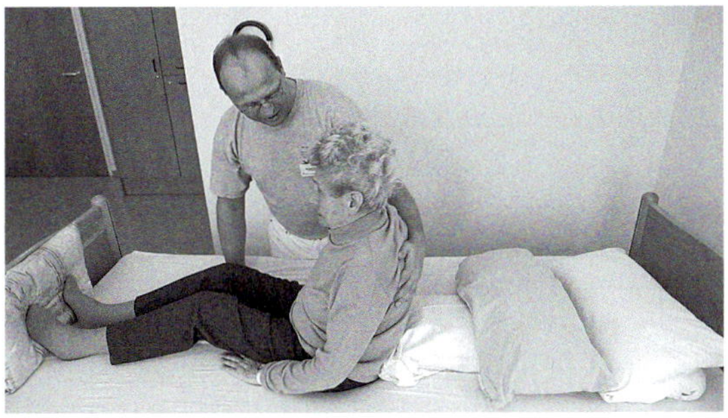

Bezeichnung: ______________________

Wirkung: ______________________

____

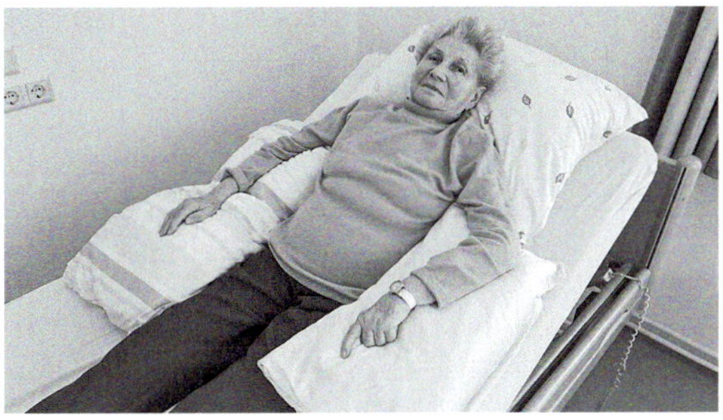

Bezeichnung: ______________________

Wirkung: ______________________

____

B **Bringen Sie Aspekte der Pathogenese einer Pneumonie in die richtige Reihenfolge.**

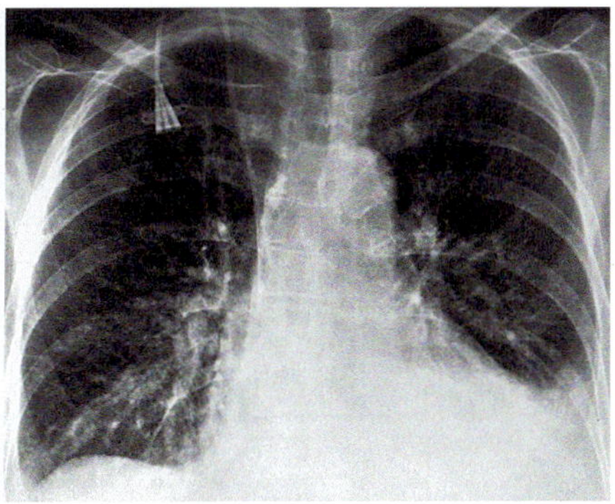

______ Alveolarkollaps

______ Ansammlung von Bakterien

______ Bettlägerigkeit

______ Minderbelüftung tiefer Lungenbereiche

______ oberflächliche Atmung

______ Sekretansammlung

C **Notieren Sie vier potenzielle Inhalte eines Pflegeproblemes hinsichtlich einer Pneumoniegefährdung.**

____

____

____

Unterrichtsblatt 41: Sturzprophylaxe

A **Notieren Sie hinter den folgenden Angaben ein „i“, wenn es sich um einen intrinsischen Sturzfaktor handelt, und notieren Sie ein „e“, wenn es sich um einen extrinsischen Sturzfaktor von Herrn Berger handeln könnte.**

Herr Berger hat eine ausgeprägte Sehschwäche und trägt Kontaktlinsen. = ______

Herr Berger hat Angst vor Stürzen, weil er bereits sehr häufig gefallen ist. = ______

Neben dem Seniorenwohnhaus von Herrn Berger verlaufen unebene Gehwege. = ______

Nachts geht Herr Berger aufgrund einer Nykturie mehrmals zur Toilette. = ______

Herr Berger nimmt jeden Morgen mehrere verschiedene Sedativa ein. = ______

B **Ein Bewohner ist sturzgefährdet. Sie haben die Aufgabe, für dieses potenzielle Problem zehn geeignete Pflegemaßnahmen zu formulieren.**

____

____

____

____

____

____

____

____

C **Kreuzen Sie die richtigen Aussagen zur Sturzprophylaxe von Frau Neuer an.**

- ☐ C1 Bei Frau Neuer ist kein Sturzassessment notwendig, da sie demenziell erkrankt ist.
- ☐ C2 Bei Frau Neuer ist ein Sturzassessment notwendig, da sie mehrfach gestürzt ist.
- ☐ C3 Frau Neuer hat wegen ihrer demenziellen Erkrankung ausgeprägte intrinsische Sturzrisiken.
- ☐ C4 Frau Neuer hat wegen ihrer demenziellen Erkrankung keine extrinsischen Sturzrisiken.

D **Nehmen Sie Stellung zum Einsatz von Bettgittern zur Sturzprävention.**

____

____

____

____

____

____

Unterrichtsblatt 42: Obstipationsprophylaxe

A Beschriften Sie die drei Abschnitte des Dickdarms (Kolon) und zeichnen Sie den Verlauf einer Kolonmassage zur Obstipationsprophylaxe ein.

____

____

____

____

____

____

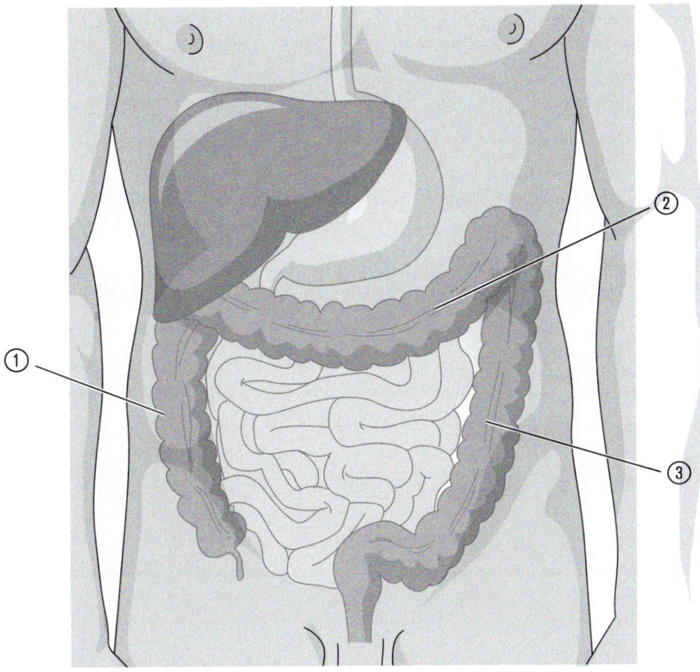

B Listen Sie fünf Symptome auf, die bei einer Obstipation auftreten können.

____

____

____

____

____

C Kreuzen Sie die richtigen Aussagen (D1 bis D5) zur Obstipationsprophylaxe an.

- ☐ D1 Durch Mobilisation lässt sich die Darmperistaltik anregen.
- ☐ D2 Drei Risikofaktoren sind Immobilität, Exsikkose und ballaststoffarme Kost.
- ☐ D3 Bei Stuhldrang sollte der Patient möglichst erst in einer Stunde zur Toilette gehen.
- ☐ D4 Dörrobst wirkt abführend, bes. wenn es eingeweicht wurde.
- ☐ D5 Kolondivertikel und Kolonstenosen verhindern eine Obstipation.

Unterrichtsblatt 43: Stuhl- und Urininkontinenz

A Welche Formen der Urininkontinenz können unterschieden werden?

____

____

____

____

B Beschriften Sie diese Inkontinenzschweregrade hinsichtlich des vorhandenen Urinverlustes in vier Stunden.

Urinverlust in 4 Stunden	Schweregrad der Urininkontinenz
	leicht
	mittel
	schwer

C Verbinden Sie die Kontinenzprofile und die richtige Erklärung mit einem Pfeil.

Kontinenz	kein unwillkürlicher Harnverlust, personelle Unterstützung bei der Durchführung der Maßnahmen
unabhängig erreichte Kontinenz	unwillkürlicher Harnverlust, keine personelle Unterstützung bei der Inkontinenzversorgung notwendig
abhängig erreichte Kontinenz	unwillkürlicher Harnverlust, keine Inanspruchnahme personeller Unterstützung und Versorgungsmaßnahmen
unabhängig kompensierte Inkontinenz	kein unwillkürlicher Harnverlust, keine personelle Hilfe, keine Hilfsmittel
abhängig kompensierte Inkontinenz	kein unwillkürlicher Harnverlust, keine personelle Hilfe, aber Hilfsmittel wie z. B. selbstständiger Katheterismus
nicht kompensierte Inkontinenz	unwillkürlicher Harnverlust, personelle Unterstützung bei der Inkontinenzversorgung notwendig

D Welches Assessmentinstrument dient der Prophylaxe und der Pflege bei Urininkontinenz?

____

E Erläutern Sie die Einteilung der Stuhlinkontinenz.

Teil-Stuhlinkontinenz 1. Grades: ______________________________

Teil-Stuhlinkontinenz 2. Grades: ______________________________

Total-Stuhlinkontinenz: ______________________________

Unterrichtsblatt 44: Dehydratationsprophylaxe

A **Streichen Sie in diesen Informationen zum Wasserhaushalt des Körpers die falschen Begriffe durch.**

Der Körper alter Menschen hat einen **niedrigeren/höheren** Wassergehalt als der Körper junger Menschen. Der Flüssigkeitsbedarf eines Menschen liegt bei 30–40 ml Wasser pro kg **Körpergewicht/Körpergröße**. Pro Tag sollten mindestens 300 ml mehr Flüssigkeit aufgenommen als ausgeschieden werden. Eine negative Bilanz liegt vor, wenn die Ausfuhrmenge **unter/über** der Einfuhrmenge liegt. Zwei häufige Störungen des Wasserhaushaltes sind Überwässerung (Hyperhydratation) oder Wassermangel (Dehydratation). Diese sind **meistens/nicht** mit Veränderungen der Blutsalzkonzentration verbunden. Ein ausgeglichenes Verhältnis von Wasser und Blutsalzen wird als **isoton/hypoton** bezeichnet. Wenn exsikkierte Menschen salzarmes Wasser trinken, kann eine **hypotone/hypertone** Dehydratation auftreten. Wenn mehr als 2 % der Körpermasse (ca. 1,5 l) durch Flüssigkeitsverlust fehlen, liegt eine **ödematöse Schwellung/Exsikkose** vor, die zu schweren Organschäden (z. B. Nierenversagen, Pneumonie, Embolie sowie Schlaganfall) führen kann. Bei Applikation von Diuretika ist meist eine **negative/positive** Bilanz beabsichtigt. Bei der Flüssigkeitsberechnung werden Kaffee und Tee mitberücksichtigt. Eine **effektive/registrierbare** Bilanz dokumentiert sämtliche Flüssigkeitsmengen (auch die nur schätzbaren, z. B. Flüssigkeitsmengen fester Speisen).

B **Ordnen Sie den Schaubildern die richtige Beschreibung zu.**

registrierbare positive Bilanz

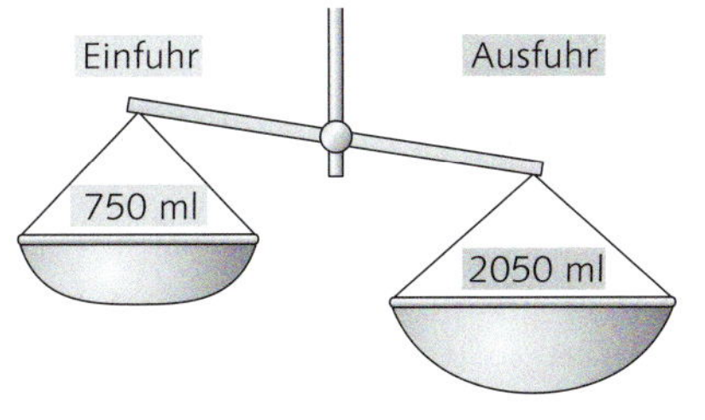

registrierbare negative Bilanz

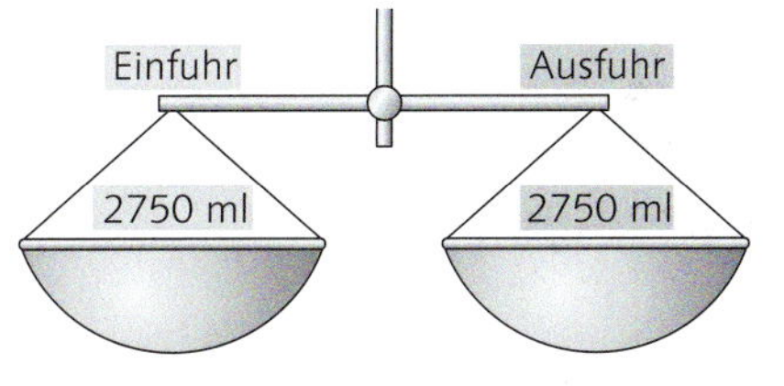

ausgeglichene effektive Bilanz

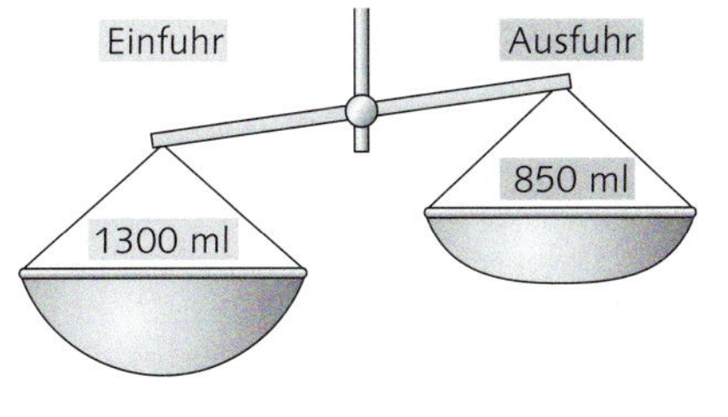

C **Notieren Sie sechs potenzielle Ursachen für eine Dehydratation eines älteren Menschen.**

______________________ ______________________

______________________ ______________________

______________________ ______________________

Unterrichtsblatt 45: Ernährungsmanagement

A **Ordnen Sie der folgenden Gewichtsklassifikation bei Erwachsenen anhand des Body-Mass-Indexes (WHO, Stand 2008) die entsprechende Angaben A1 bis A9 zu.**

A1 25,00–29,99	A4 >30,00	A7 30,00–34,99
A2 35,00–39,99	A5 >40,00	A8 16,00–16,99
A3 <16,00	A6 17,00–18,49	A9 18,50–24,99

Normalgewicht ____________________

leichtes Untergewicht ____________________

mittleres Untergewicht ____________________

schweres Untergewicht ____________________

Prä-Adipositas ____________________

Fettleibigkeit ____________________

Übergewicht Klasse 1 ____________________

Übergewicht Klasse 2 ____________________

Übergewicht Klasse 3 ____________________

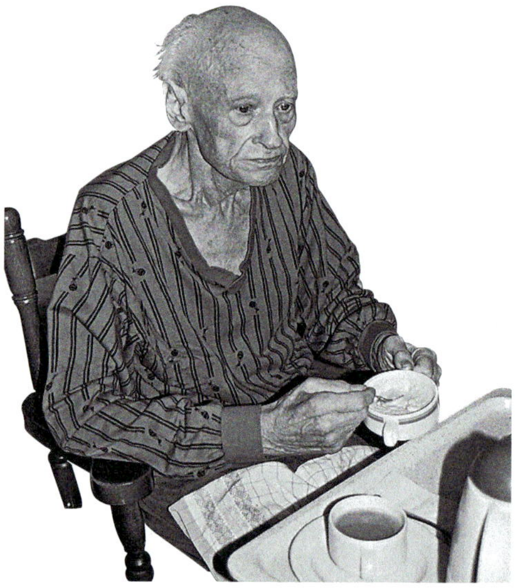

B **Erläutern Sie die Auswertung des Anamnesebogens zur Bestimmung des Ernährungszustandes älterer Menschen (Mini Nutritional Assessment).**

Vor-Anamnese: ____________________

Gesamt-Index: ____________________

C **Listen Sie acht Risikoerkrankungen bei erhöhtem Bauchumfang (bei Frauen >88 cm, bei Männern >102 cm) auf.**

D Wie verändert sich der ideale Body-Mass-Index mit steigendem Alter?

Unterrichtsblatt 46: Desorientiertheitsprophylaxe

A Ordnen Sie diesen Auszügen aus dem Mini Mental State-Test (MMST) die richtige Überschrift (A1 bis A 5) zu.

A1 Orientierung	„Buchstabieren Sie den Begriff LESEN rückwärts!"
	„Es werden drei Wörter genannt!"
A2 Merkfähigkeit	„Sprechen Sie den folgenden Satz nach!"
	„Welchen Tag haben wir heute?"
A3 Aufmerksamkeit und Richtigkeit	„Ziehen Sie von 100 jeweils 7 ab!"
	„Schreiben Sie einen vollständigen Satz!"
A4 Erinnerungsfähigkeit	„Wo sind wir?"
	„Wiederholen Sie die gerade genannten drei Wörter!"
A5 Sprache	„Wiederholen Sie die drei Wörter der Vorübung!"

B Erklären Sie die folgenden Orientierungsstörungen:

Zeitliche Orientierungsstörung: ______________________________

____

Örtliche / räumliche Orientierungsstörung: ______________________________

____

Personelle Orientierungsstörung: ______________________________

____

Situative Orientierungsstörung: ______________________________

____

C Finden Sie aus dem Silbenbandwurm zwei mögliche Auswirkungen einer Verwirrtheit.

EN – HAL – IL – LU – LU – NA – NEN – ON – SI – ZI – TIO

______________________________ ______________________________

D Notieren Sie fünf Pflegemaßnahmen zur Desorientiertheitsprophylaxe.

____

____

____

____

____

Unterrichtsblatt 47: Schmerzprophylaxe

A **Verbinden Sie die Schmerzformen A1 bis A3 mit den korrekten Kriterien durch einen Pfeil.**

	z. B. Verbrennungen an der Hand
A1 viszeraler Schmerz	wellenförmige, diffuse Schmerzen
	stehender Schmerz
	dumpfer, bohrender Schmerz
A2 Koliken	von den Eingeweiden ausgehender Schmerz
	in lokaler Verbindung zur Ursache stehender Schmerz
	z. B. Blinddarmwurmfortsatzentzündung
A3 somatischer Schmerz	z. B. starke Gallenbeschwerden
	Schmerzen der unwillkürlichen Muskulatur

B **Wann kann es zur Chronifizierung von Schmerzen kommen und wie kann diese vermieden werden?**

____

____

____

____

____

C **Damit Schmerzen nicht chronifizieren, ist es wichtig, sie differenziert zu dokumentieren. Welche Beobachtungen können dazu bei Menschen mit stark eingeschränkter Kommunikation vor oder nach sowie während der Pflege gemacht werden?**

Beobachtungen vor oder nach der Pflege:

____

____

____

____

Beobachtungen während der Pflege:

____

____

____

____

Unterrichtsblatt 48: Wundbeurteilung

A **Listen Sie zehn begünstigende Faktoren für Wundheilungsstörungen auf.**

____

____

____

____

B **Was verstehen Sie unter dem Begriff „Wunde"? Kreuzen Sie die richtige Kombinationsaussage (B1 bis B6) an. Eine „Wunde" …**

a) … geht einher mit einer Trennung des Zusammenhanges von Geweben und/oder Zellschädigung.

b) … geht immer einher mit einem Defekt von Epidermis, Corium, Subkutis sowie Muskelgewebe.

c) … kann sich als sichtbarer Hautdefekt oder nach außen hin nicht sichtbare Wunde zeigen.

d) … betrifft ausschließlich alle Schleimhautschichten.

e) … kann mit Symptomen wie beispielsweise Schmerzen, weiteren Entzündungszeichen, Blutungen etc. einhergehen.

f) … entsteht allein durch äußere Gewalteinwirkung.

g) … kann durch körpereigene Prozesse entstehen.

h) … entsteht nur unfallbedingt oder iatrogen.

☐ B1 a + c + e + h ☐ B2 a + d + e + g ☐ B3 b + c + e + g

☐ B4 a + c + e + g ☐ B5 b + e + g ☐ B6 alle Aussagen sind richtig

C **Stellen Sie die primäre Wundheilung der sekundären tabellarisch gegenüber.**

Primäre Wundheilung	Sekundäre Wundheilung

D **Wie verläuft die Wundheilung im Alter?**

____

____

____

Unterrichtsblatt 53: Diabetes mellitus

A Unterscheiden Sie die Symptome einer Überzuckerung von denen einer Unterzuckerung.

	Überzuckerung	Unterzuckerung
Entwicklung der Symptome		innerhalb von Minuten bis Stunden
Bewusstseinseintrübung	ja	
Hunger, Durst		Hunger
Haut und Schleimhäute	warm, trocken	
Verhalten		Unruhe, manchmal Krampfanfälle
Ursache	häufig fieberhafte Infektionen	
Andere Symptome		Pupillenerweiterung, feines Zittern der Extremitäten

B Beschriften Sie das folgende Schaubild zu Spätfolgen eines schlecht behandelten Diabetes mellitus.

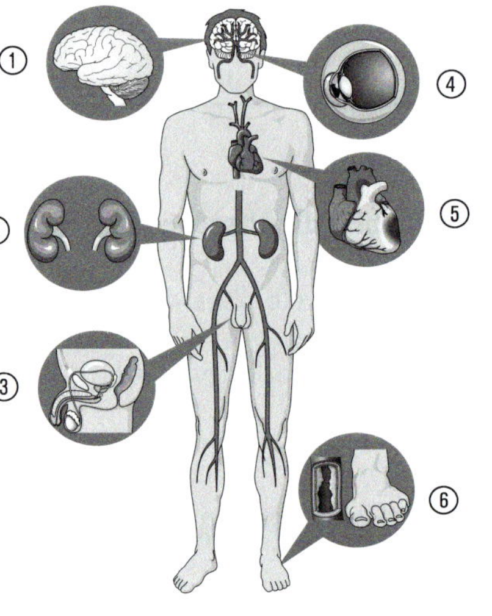

C Kreuzen Sie die richtige(n) Aussage(n) zur Blutzuckerregulation an:

- ☐ C1 Glukose lässt den Blutzuckerspiegel durch Abbau von Glykogenreserven ansteigen.
- ☐ C2 Glykogen ist das Speichermolekül für Glukose.
- ☐ C3 Glucagon senkt durch verschiedene Mechanismen den Blutzucker.
- ☐ C4 Adrenalin und Noradrenalin der Nebenniere heben den Blutzuckerspiegel an.
- ☐ C5 Unter Insulinwirkung wird Glukose in der Leber zu Glykogen umgebaut.
- ☐ C6 Unter Insulinwirkung wird Glukose im Fettgewebe zu Depotfett umgebaut.
- ☐ C7 Die β-Zellen des Pankreas produzieren das Hormon Glucagon.

Unterrichtsblatt 54: Behinderungen

A **Kreuzen Sie die richtigen Aussagen über Behinderungen im Alter an.**

- ☐ A1 Die Brailleschrift (nach Louis Braille, 1809–1852) ist für blinde Menschen geeignet.
- ☐ A2 Behinderungen sind angeboren und können nicht erworben werden.
- ☐ A3 Aufgrund der Vulnerabilität sinkt im Alter das Risiko für Behinderungen.
- ☐ A4 Geistige Behinderung wird auch als kognitive Behinderung bezeichnet.
- ☐ A5 Demenzerkrankungen zählen nicht zu den geistigen Behinderungen.
- ☐ A6 Multimorbidität meint, dass es für eine Behinderung viele Therapien gibt.
- ☐ A7 Nach einem Schlaganfall kommt es häufig zur Mehrfachbehinderung.

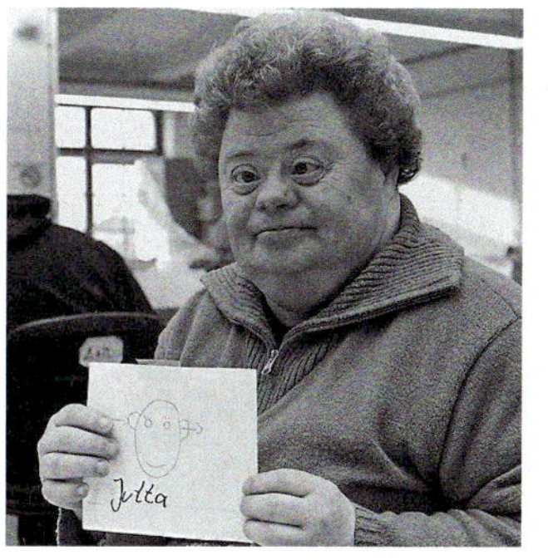

B **Wie definiert das Sozialgesetzbuch (im § 2 Abs. 1 SGB IX) den Begriff „Behinderung"?**

____

____

____

____

C **Die Weltgesundheitsorganisation (WHO) unterteilt den Begriff „Behinderung" in drei Komponenten. Verbinden Sie diese drei Komponenten und die richtige Beschreibung jeweils mit einem Pfeil.**

Impairment	**Behinderung:** Nachteile einer Person aus einer Schädigung oder Beeinträchtigung
Disability	**Schädigung:** Mängel oder Abnormitäten der anatomischen, psychischen oder physiologischen Strukturen des Körpers
Handycap	**Beeinträchtigung:** Funktionsbeeinträchtigungen aufgrund von Schädigungen, die typische Alltagssituationen behindern oder unmöglich machen

D **Was bedeutet „Schwerbehinderung" im Sinne des Schwerbehindertengesetzes (SchbG)?**

____

____

____

____

____

Unterrichtsblatt 55: Fieber

A Streichen Sie in diesen Informationen zu Fiebertypen die falschen Begriffe durch.

Die Fiebertypen unterscheiden sich je nach Ursache und Ausprägung. Biphasisches Fieber verläuft in **zwei / drei** Phasen. Es kommt zum Beispiel bei einer Viruspneumonie und **bei Masern / beim Morbus Hodgin** vor. Remittierendes Fieber kann bei **Husten und Niesen / Harnwegs -und Niereninfektionen** auftreten. Dabei kommt es zur **„Dromedar"-Kurve / zu fieberfreien Intervallen**. Gleichmäßiges Fieber verläuft mit Tagesschwankungen von **über 2° Celsius / unter 1° Celsius**. Es wird auch **kontinuierliches / Intermittierendes** Fieber genannt. Tagesschwankungen von über 1° Celsius kommen **bei Kindern nicht / bei lokalen Infektionen** vor. Die Bezeichnung dieses Fiebertyps lautet daher **Kontinuierliches / intermittierendes** Fieber. Die Gefahr einer Sepsis ist dabei deutlich **höher / geringer**. **Allergisches Fieber / Resorptionsfieber** entsteht bei Wundheilungsprozessen. Bei einem Transfusionszwischenfall kommt es zum **allergischen / undulierenden** Fieber. Die Reaktion auf körperfremdes Eiweiß spielt dabei **keine / eine** entscheidende Rolle.

B Listen Sie vier Pflegemaßnahmen auf, die bei der Pflege von Personen mit Fieber wichtig sind.

C Bringen Sie die Fieberphasen und die entsprechenden Pflegemaßnahmen und Beobachtungen in die richtige Reihenfolge (1 bis 9).

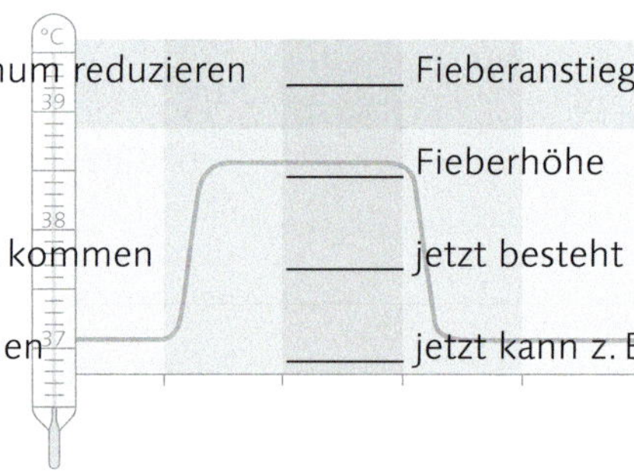

______ die Pflege jetzt auf ein Minimum reduzieren
______ Erschöpfungsschlaf
______ es kann jetzt zu Schüttelfrost kommen
______ es kann jetzt zur Krisis kommen
______ Fieberabsenkung
______ Fieberanstieg
______ Fieberhöhe
______ jetzt besteht die Gefahr eines Fieberdelirs
______ jetzt kann z. B. Lindenblütentee angeboten werden

D Warum soll der Pflegebedürftige während der Durchführung von fiebersenkenden Wadenwickeln Wollsocken tragen?

Unterrichtsblatt 56: Infektionskrankheiten

A **Um welche Art der Immunisierung handelt es sich? Kennzeichnen Sie jede Aussage mit „A“ für aktive Immunisierung und mit „P“ für passive Immunisierung.**

Gabe von abgeschwächten Erregern	
Gabe von Immunglobulinen	
Gabe von Antikörpern	
Gabe von Antigenen	
der Schutz hält unter Umständen lebenslang	
es besteht ein sofortiger Impfschutz	
der Körper bildet erst nach einiger Zeit Antikörper	
der Schutz hält nur wenige Wochen	

B **Im Buchstabenrätsel haben sich waagerecht, senkrecht und diagonal 17 Begriffe und Abkürzungen aus dem Bereich der Infektionen und des Immunsystems versteckt.**

D	P	L	A	S	M	A	Z	E	L	L	E	O	N	T	H	K	O	E
A	H	A	I	G	R	A	N	U	L	O	Z	Y	T	C	N	V	M	H
L	G	R	T	A	W	P	K	L	E	S	I	B	K	M	U	S	R	P
D	A	M	P	H	F	C	M	D	G	K	E	K	U	V	F	K	T	I
I	S	B	T	L	O	H	G	E	K	W	N	L	R	A	P	G	O	N
P	I	W	K	M	D	G	S	I	M	U	L	T	A	N	K	E	L	K
H	U	L	V	E	H	P	E	M	K	A	U	W	W	M	L	M	V	U
T	K	V	I	R	U	L	E	N	Z	K	K	Z	A	U	E	U	P	B
H	R	S	F	T	K	H	J	G	L	R	M	R	V	I	M	M	Z	A
E	W	H	S	L	E	U	K	O	Z	Y	T	B	O	T	A	P	P	T
R	U	B	E	O	L	E	N	K	I	F	T	H	S	P	B	S	R	I
I	P	R	E	S	I	S	T	E	N	Z	K	F	G	S	H	V	E	O
E	M	S	O	K	V	Z	S	A	K	I	P	W	V	L	B	A	M	N
R	B	H	W	S	U	M	O	R	B	I	L	L	I	R	U	E	G	T
H	J	I	M	M	U	N	I	T	A	E	T	I	K	V	L	P	F	E

Unterrichtsblatt 57: Onkologische Erkrankungen

A **Lösen Sie das Rätsel. Die Buchstaben in den umrandeten Feldern ergeben das Lösungswort. Es bezeichnet ein bildgebendes Verfahren, mit dem Stoffwechselvorgänge verfolgt werden können. Dieses wird auch in der Krebsmedizin eingesetzt.**

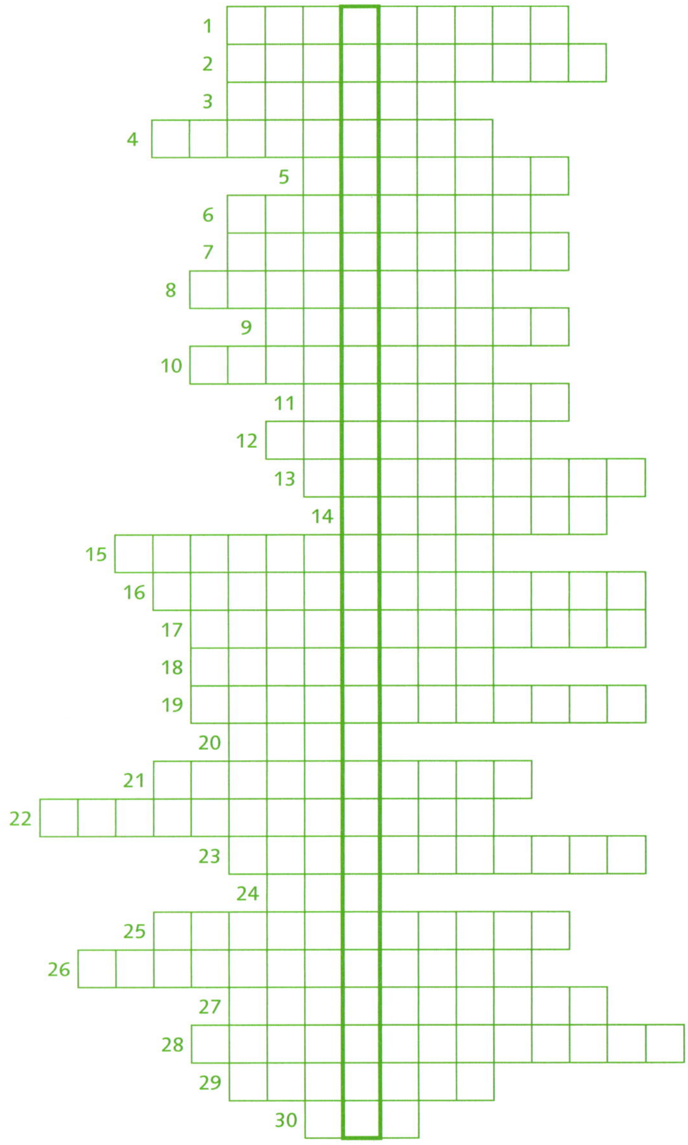

1 Abtasten; **2** Betrachten von Hohlorganen; **3** ursächlich; **4** langsam beginnend, lang anhaltend; **5** Gerät zur Betrachtung des Trommelfells; **6** Behandlung; **7** Gerät zur Messung körperlicher Leistung; **8** Krankheitsvorgeschichte; **9** Darstellen von Organen durch elektromagnetische Strahlen; **10** Heilungsaussicht; **11** besonders heftig verlaufend; **12** Krankheitszeichen; **13** Instrument zur Sichtbarmachung kleinster Gegenstände; **14** weniger heftig verlaufend; **15** Abklopfen; **16** Darstellung von Gewebe mittels radioaktiver Substanzen; **17** Röntgendarstellung der weiblichen Brust; **18** Krankheitsfeststellung; **19** Gerät zur Blutentnahme; **20** plötzlich auftretend, heftig verlaufend; **21** Instrument zur Auskultation; **22** Gerät zum Überprüfen von Reflexen; **23** Darstellung von Organen durch Schallwellen; **24** Untersuchung der Herzströme; **25** Behandlung ohne Operation; **26** Abhorchen; **27** Betrachten; **28** Gerät zur Betrachtung des Augenhintergrundes; **29** erneutes Auftreten einer Krankheit; **30** Untersuchung der Hirnströme

Lösungswort: ______________________________

Unterrichtsblatt 58: Akute und chronische Schmerzen

A Ordnen Sie diese Aussagen (A1–A6) der entsprechenden Schmerzform (akuter oder chronischer Schmerz) zu.

A1 meist klar lokalisierbare, zeitlich begrenzte Schmerzen (Stunden oder Tage)

A2 Schmerzen, die keine biologisch klare Warnfunktion haben

A3 Schmerzen aufgrund einer akuten Erkrankung als Warnsignal und Schutzfunktion

A4 Schmerzen, die über sechs Monate hinaus bestehen/wiederkehren

A5 Schmerzen, die auf mehrere Krankheiten zurückzuführen sind

A6 diese Schmerzen können eine Schmerzspirale aus Angst, Verzweiflung, sozialem Rückzug sowie Depression und Mobilitätsverlust auslösen

akute Schmerzen: ______________________________

chronische Schmerzen: ______________________________

B Wie definiert die IASP (International Association for the Study for Pain) den Begriff „Schmerz"?

____

____

____

C Ordnen Sie diese Begriffe in das Schaubild. Was verstärkt die Schmerzwahrnehmung und was verringert sie?

Verzweiflung – Hoffnung – Freude – Verständnis – Einsamkeit – Schlaf – Zuwendung – Angst – Furcht – Schlaflosigkeit – Trauer – Anteilnahme

	Schmerzwahrnehmung	
+	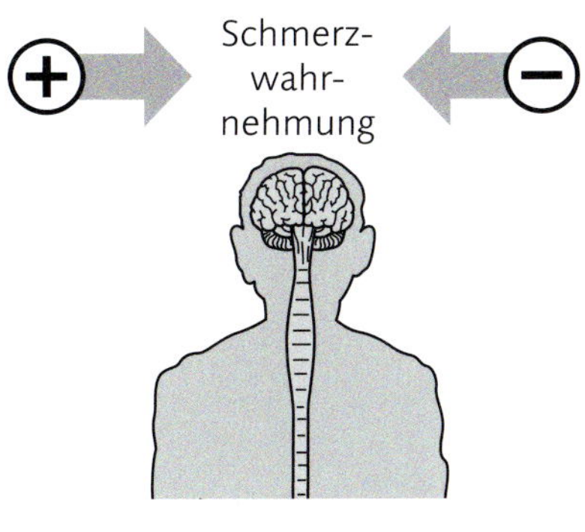	–

Unterrichtsblatt 59: Existenzielle Krisensituationen

A **Ordnen Sie den folgenden Verhaltensweisen in Krisensituationen eine der Kategorien A1 bis A3 zu.**

Verhaltensweisen: A1 fördernd A2 leicht hinderlich A3 stark hemmend	A
Vermeiden des Blickkontaktes	
Ratschläge geben, überreden, Befehle oder Rezepte geben, z. B. „Tun Sie doch mal …", „Ich an Ihrer Stelle …"	
Informationssuche: Fragen, die sich genau darauf beziehen, was der Partner gesagt hat, und keine Fragen, die neue Themen anschneiden	
der anderen Person vermitteln, dass sie diese Gefühle gar nicht haben und auch nicht äußern darf	
Interpretationen des Verhaltens und Belehrung über Zusammenhänge, z. B. „Das tut man gewöhnlich, wenn man …"	
der anderen Person Gefühle der Unterlegenheit und Bedeutungslosigkeit vermitteln und viel mehr beschwichtigend wirken	
Zurückspiegeln der gefühlsmäßigen Erlebnisinhalte einer Äußerung: Verbalisierung des Gefühls, welches der Gesprächspartner ausdrückt	
aktives, aufmerksames und akzeptierendes Zuhören des Gesprächspartners mit intensivem Blickkontakt	
Paraphrasieren: Inhalt der Mitteilung des Gesprächspartners wird zur Verständniskontrolle mit eigenen Worten wiederholt	
Wechsel des Themas ohne Erklärung	

B **Eine Bewohnerin äußert in einer Krise folgenden Satz: „Ich werde nie überwinden, dass mein Mann gestorben ist." Verbinden Sie die folgenden Möglichkeiten der Krisenintervention mit ihrer potenziellen Wirkung durch einen Pfeil.**

„In Ihrem Alter geht es doch vielen Frauen so."	förderlich
„Gehen Sie zu Herrn Schmidt, der ist auch Witwer"	leicht hinderlich
„Ich verstehe, dass sie traurig sind."	stark hemmend

C **Erklären Sie die fünf Schritte der Krisenintervention.**

____

____

____

____

____

____

Unterrichtsblatt 60: Demenziell erkrankte Menschen

A **Finden Sie mit Hilfe der Erläuterungen die Bezeichnungen der fünf zentralen psychischen Bedürfnisse einer demenziell erkrankten Person (nach Tom Kitwood).**

A1 ______________________________ = zwischenmenschliche Zuwendung an jemanden, der trauert oder anderen seelischen bzw. körperlichen Schmerz zu ertragen hat

A2 ______________________________ = Aufbau und Veränderung enger Beziehungen im Laufe des Lebens, z. B. Mutter-Kind-Beziehung; Bedürfnis des Menschen, eine enge und von intensiven Gefühlen geprägte Beziehung zu Mitmenschen aufzubauen

A3 ______________________________ = Bestreben, in einer Ansammlung von mindestens drei Personen zu sein; In dieser Gruppen haben die einzelnen Personen Beziehungen zueinander und können sich gegenseitig beeinflussen (= Gruppendynamik)

A4 ______________________________ = aktives Verbringen der Freizeit mit dem Ziel, eine innere Befriedigung zu erlangen

A5 ______________________________ = die einen Menschen kennzeichnende und ihn als Individuum von anderen Menschen unterscheidende Eigentümlichkeit

B **Kreuzen Sie die fünf richtigen Aussagen zu demenziellen Erkrankungen an.**

- ☐ B1 Die Erkrankung Morbus Alzheimer gehört zu den sekundären Demenzen.
- ☐ B2 Krankhafte Veränderungen des Gehirns werden auch als Enzephalopathie bezeichnet.
- ☐ B3 Mit zunehmendem Lebensalter nimmt das Risiko einer Demenz ab.
- ☐ B4 Langjähriger Alkohol- oder Medikamentenmissbrauch kann Demenz verursachen.
- ☐ B5 Unter „Nesteln“ wird der Verlust der Sprachfähigkeit von demenziell Erkrankten verstanden.
- ☐ B6 Validation ist eine Methode, die alle Sinne in einer entspannenden Weise anspricht.
- ☐ B7 Die Selbst-Erhaltungs-Therapie (SET) hat die Stabilisierung des Selbst zum Ziel.
- ☐ B8 Mit einem Wochenplan lassen sich Maßnahmen der Milieutherapie strukturieren.
- ☐ B9 Beim Morbus Alzheimer kommt es zur Oberflächenverkleinerung des Gehirns.
- ☐ B10 Die frontotemporale Demenz wird auch Demenz vom Lewy-Körper-Typ genannt.

C **Ordnen Sie diese Begriffe zur Einteilung von Aufmerksamkeits- und Gedächtnisstörungen:**

Ultrakurzzeitgedächtnis – Merkfähigkeitsstörung – Kurzzeitgedächtnis – Gedächtnisstörung – Konzentrationsstörung – Langzeitgedächtnis

Störung:		Verlust von:
______________________	→	______________________
______________________	→	______________________
______________________	→	______________________

Unterrichtsblatt 61: Gerontopsychiatrisch veränderte Menschen

A Verbinden Sie die folgenden Kriterien einer Demenz mit der entsprechenden Störung:

A1 Gedächtnisstörung

A2 kognitive Störung

A3 psychiatrische Symptome

- Depressionen
- Störungen im abstrakten Denken
- Wahnvorstellungen
- Störungen des Kurzzeitgedächtnisses
- Beeinträchtigung der Merkfähigkeit
- Verhaltensauffälligkeiten
- Störungen des Langzeitgedächtnisses
- Beeinträchtigung der Urteilsfähigkeit
- Orientierungsstörungen

B Unterstreichen Sie die richtigen Aussagen zur Demenz.

Die Erkrankung beginnt meist langsam. Typisch ist die Klagsamkeit. Als häufige Floskel wird „Ich weiß nicht" geantwortet, auch wenn dies im Widerspruch zur den tatsächlichen Möglichkeiten steht. Körperliche Funktionen sind zu Beginn der demenziellen Erkrankung nicht beeinträchtigt. Der Kranke findet sich im Alltag selbst zurecht. Er klagt jedoch, dass „nichts" mehr geht, und hat häufig starken Antriebsmangel und Versagensängste, meist aber eine gute Alltagskompetenz. Störungen des Gedächtnisses, der Kognition sowie neuropsychologische Störungen sind recht häufig. Durch Behandlung mit Antidepressiva sowie Psychotherapie kommt es zur Besserung der Symptome. Typische Symptome sind: Schuldgefühle, Grübelzwänge, Appetitstörungen und Wahnsymptome.

C Nennen Sie in diesem Schaubild Ursachen einer Depression.

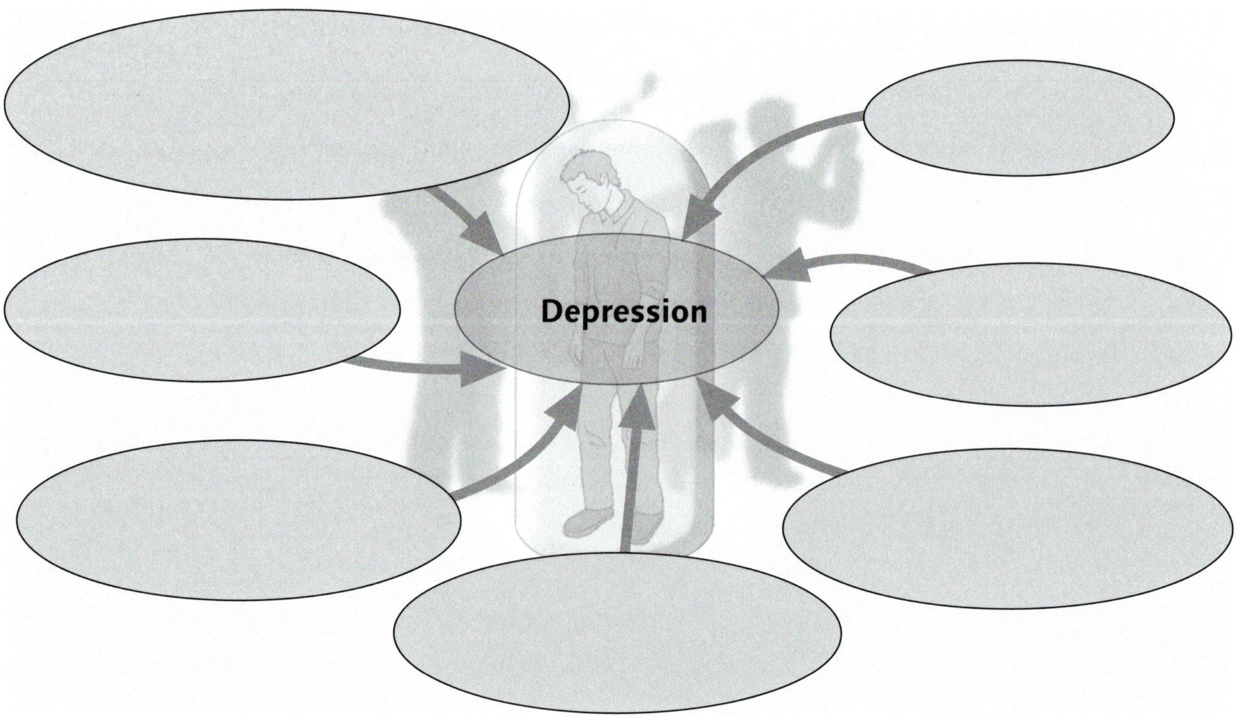

Unterrichtsblatt 62: Suchterkrankungen

A Welche Angaben zu Suchterkrankungen in Deutschland sind richtig?

- ☐ A1 Tabak mit dem Inhaltsstoff Nikotin zählt nicht zu den sogenannten Alltagsdrogen.
- ☐ A2 Es gibt mehr Rauschgiftabhängige als Medikamentenabhängige.
- ☐ A3 Zu den illegalen Drogen zählen auch Heroin und Kokain.
- ☐ A4 Es gibt jährlich mehr Tote durch Alkohol als durch illegale Drogen.
- ☐ A5 Nikotin beim Rauchen ist nicht suchterregend.

B Verbinden Sie die Erläuterungen und den passenden Alkoholikertyp (nach Jellinek) durch einen Pfeil.

Beta-Alkoholiker	„Quartalstrinker", der zeitweise exzessiv trinkt, Kontrollverlust, aber auch abstinente Phasen hat
Gamma-Alkoholiker	Gelegenheitstrinker, z. B. bei den abendlichen Kneipenbesuchen
Delta-Alkoholiker	Erleichterungstrinker, der phasenweise trinkt und keinen Kontrollverlust hat
Epsilon-Alkoholiker	Gewohnheitstrinker („Spiegeltrinker"), kontinuierlicher Alkoholkonsum, meist rauscharm
Alpha-Alkoholiker	Suchttrinker, der unter einem Kontrollverlust leidet

C Welche Fragen (Eye-Opener) können alkoholkranken Personen helfen, sich ihrer Problematik zu stellen und die Suchterkrankung nicht mehr zu leugnen?

____

____

____

____

____

____

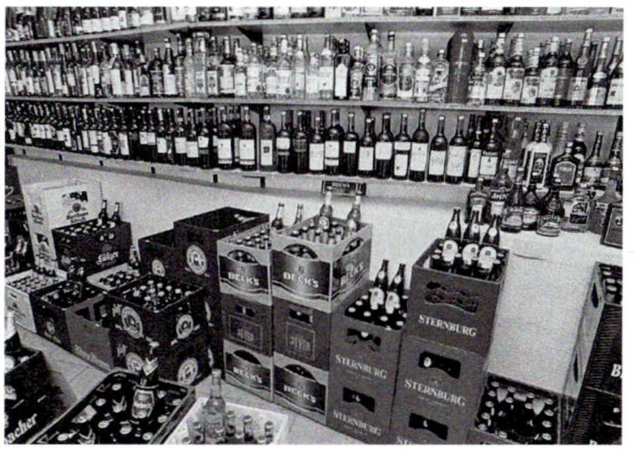

D Finden Sie aus dem Silbenbandwurm zwei Fachbegriffe, die am Beginn einer Sucht eine Rolle spielen.

brauch – ent – le – lung – miss – ranz – stanz – Sub – To – wick

______________ und ______________

Unterrichtsblatt 63: Sterbende alte Menschen

A **Bringen Sie die Phasen des Sterbeprozesses nach Elisabeth Kübler-Ross in die richtige Reihenfolge.**

Wut – Verhandeln – Akzeptanz – Nicht-wahrhaben-Wollen – Depression

I. Phase: ______________________

II. Phase: ______________________

III. Phase: ______________________

IV. Phase: ______________________

V. Phase: ______________________

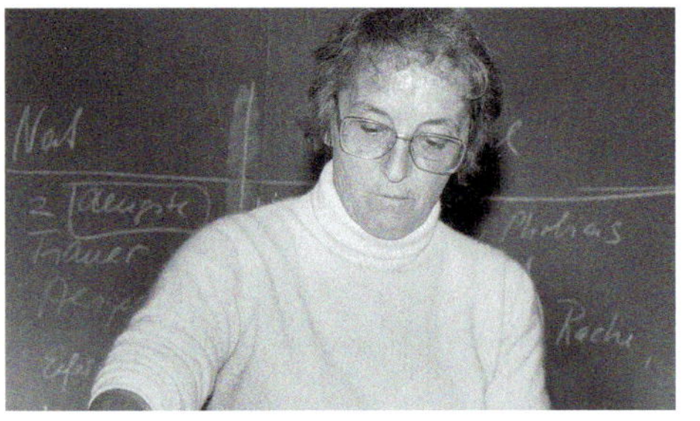

B **Ordnen Sie den folgenden Kennzeichen die entsprechende Sterbephase (I bis V) zu:**

Kennzeichen	Sterbephase
Schuldgefühle treten hervor; zurückliegende Versäumnisse werden bedauert	
Verhandlungen mit Gott; Engagement bei der Durchführung von Therapien	
aggressive Beschuldigungen; Fragen wie: „Warum muss es mich treffen?"	
die Lebensphilosophie wird verändert; Aussöhnung mit den Angehörigen	
die Situation wird verleugnet; der Betroffene fordert neue Untersuchungen	
Verordnungen werden nicht eingehalten; der Betroffene leugnet die Diagnose	
Bitte um andere Therapien; es werden Versprechungen gemacht	
großes Ruhebedürfnis; der Sterbende ist relativ frei von Gefühlen	
Streitigkeiten mit Angehörigen; Unzufriedenheit	

C **Welche aktuellen und potenziellen Pflegeprobleme können bei Sterbenden vorliegen?**

____

____

____

____

____

____

Unterrichtsblatt 64: Versorgung eines Toten

A **Die Anfangsbuchstaben der Antworten (A1 bis A14) ergeben von oben nach unten gelesen einen besonders zu beachtenden Grundsatz bei der Pflege von Menschen. (Ü = UE)**

1. Pflegemittel, dass nicht zum Mundverschluss des Verstorbenen eingesetzt werden soll, weil es Druckstellen verursacht ______________________
2. Gerät zur Aufzeichnung der Hirnströme ______________________
3. Der durch innere Ursachen, das heißt durch Krankheit oder Alterungsprozesse bedingte Tod ______________________
4. Ein Komplex aus mehreren Symptomen ______________________
5. Bei welchen Gläubigen werden die Hände gefaltet? ______________________
6. Ein totaler Ausfall des Gehirns einschließlich des Hirnstammes bei vorhandenen Herzaktionen ______________________
7. Die Leichenstarre ist bedingt durch Quellung und Gerinnung von nicht mehr abgebauten …? ______________________
8. Bestimmte, individuelle Erfahrungen von Menschen in zeitlicher und/oder körperlicher Nähe ihres Todes ______________________
9. Beim Klinischen Tod (relativer Tod) handelt es sich um den Stillstand von Atmung, Herz-und Kreislauf. Eine spontane Wiederbelebung ist ausgeschlossen. Der Zustand kann durch … wiederhergestellt werden. ______________________
10. Der durch äußere Faktoren wie Unfall, Gewalt oder Selbsttötung eingetretene Tod, der bei der Polizei anzuzeigen ist, ist der … Tod. ______________________
11. Beim biologischen Tod (absoluter, endgültiger Tod, Hirntod) handelt es sich um den … Ausfall aller Hirnfunktionen vor Eintreten des Herztodes. ______________________
12. Wie lautet das lateinische Wort für Totenstarre? ______________________
13. Punktionsstellen werden mit einem … versorgt. ______________________
14. Der Hirntod kann angenommen werden, wenn das … linear verläuft. ______________________

Lösungswort: ______________________

B **Ordnen Sie die sicheren und die unsicheren Todeszeichen durch einen Pfeil.**

	Abkühlung, besonders der Extremitäten
sichere Todeszeichen	Atmung und Puls sind nicht erkennbar
	Totenflecken
unsichere Todeszeichen	auskultatorisch sind keine Herztöne mehr wahrnehmbar
	Totenstarre

Unterrichtsblatt 65: Notruf und Auffinden einer Person

A **Bringen Sie die folgenden Maßnahmen des Notrufmeldeschemas in die richtige Reihenfolge.**

a) Wie viele Personen sind beteiligt? 1.: ________

b) Wie ist der Zustand der Person(en)? 2.: ________

c) Wer ruft an? 3.: ________

d) Warten auf Rückfragen der Leitstelle. 4.: ________

e) Was ist passiert? 5.: ________

f) Wo ist etwas passiert? 6.: ________

B **Tragen Sie diese Begriffe in das folgende Schaubild zur Vorgehensweise bei einem Notfall ein:**

Bewusstsein – Kreislauf – Notfall – Vergiftung – Atmung – Unfall – Erkrankung

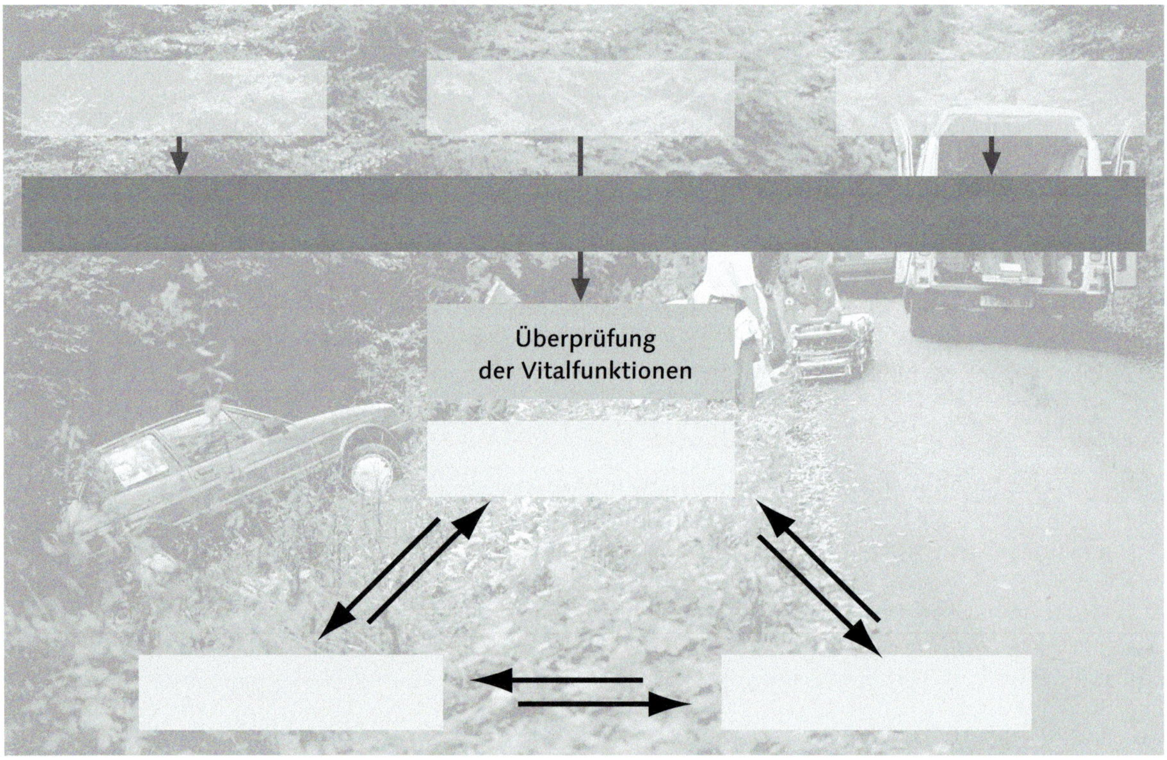

C **Was beinhaltet die Atemkontrolle beim Auffinden bewusstloser Personen?**

____

____

____

____

Unterrichtsblatt 66: Herz-Lungen-Wiederbelebung

A **Welches Verhältnis von Herzdruckmassagen zu Beatmungen ist für die kardiopulmonale Reanimation Erwachsener vorgeschrieben?**

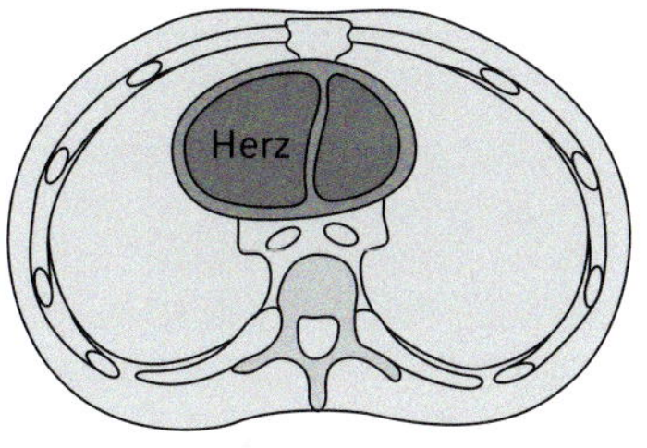

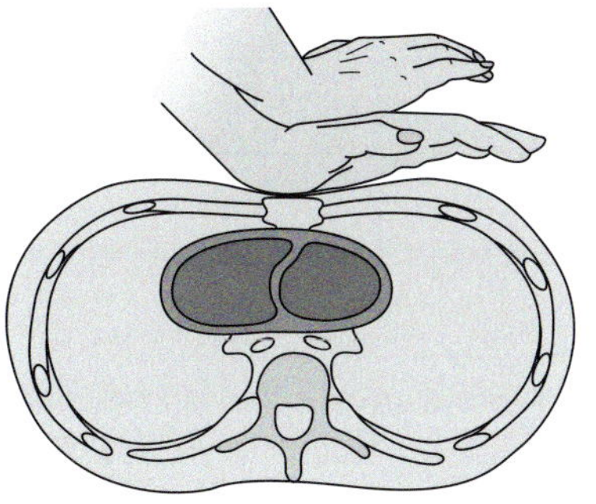

- ☐ A1 5 : 1
- ☐ A2 15 : 1
- ☐ A3 30 : 1
- ☐ A4 15 : 2
- ☐ A5 30 : 2
- ☐ A6 35 : 2

B **Welche der folgenden Aussagen zur kardiopulmonalen Reanimation treffen nicht zu?**

- ☐ B1 Ist man der einzige Helfer bei einer Person mit Herz-Kreislauf-Stillstand, führt man den Notruf sofort nach Feststellen der Bewusstlosigkeit durch und beginnt dann erst mit der Reanimation.
- ☐ B2 Ist keine Atmung vorhanden, aber ein kräftiger Puls tastbar, dann reicht es, die Person bis zum Eintreffen weiterer Hilfskräfte in eine stabile Seitenlage zu bringen.
- ☐ B3 Die Frequenz der Herzdruckmassage sollte bei erwachsenen Patienten etwa 100 pro Minute betragen.
- ☐ B4 Bei der Mund-zu-Nase-Beatmung muss der Kopf der Person überstreckt werden, während sein Mund offen bleiben kann.
- ☐ B5 Der richtige Druckbereich ist wichtig, um ein wirksames Zusammendrücken des Herzens an der richtigen Stelle zu ermöglichen.
- ☐ B6 Wer die Durchführung der Herz-Lungen-Wiederbelebung einmal erfolgreich geübt hat, braucht dieses Training erst alle fünf Jahre zu wiederholen.

C **Die Anfangsbuchstaben des Silbenrätsels ergeben von oben nach unten gelesen ein wichtiges Vitalzeichen.**

AS – BER – CHEA – CKT – FUNK – GE – HIRN – MIO – NEN – NOT – PI – RA – RUF – SIS – STRE – TIO – TION – TRA – UE

1. Einsaugen in die Atemwege ____________________
2. Luftröhre ____________________
3. Pupillenverengung ____________________
4. Vor der Beatmung wird der Kopf des Betroffenen … ____________________
5. Beim … gilt: „Rufe als Erstes an“ – „Rufe schnell an“ ____________________
6. Atem- und Kreislaufstillstand führen zum Ausfall der … ____________________

Lösungswort: ____________________

Unterrichtsblatt 67: Schockbekämpfung

A **Wie wird der Schockindex berechnet und bewertet?**

____

____

____

B **Formulieren Sie mit Hilfe dieses Silbenwurms die drei Ursachen des Schocks.**

BLUT – FAESS – GE – HERZ – LEIS – LU – MEN – NUS – TO – TUNG – VO

Verminderung der ____

Verminderung des ____

Verminderung des ____

C **Verbinden Sie folgende drei Arten des Schocks mit der passenden Erläuterung.**

Volumenmangelschock	Überempfindlichkeit z. B. gegenüber Eiweiß und Nahrungsmittel. Es kommt zur Gefäßweitstellung (Vasodilatation). Wichtig ist, den Auslöser auszuschalten (z. B. Transfusion abstellen).
anaphylaktischer Schock	Der Verletzte wird möglichst in die „Trendelenburg-Schocklage“ gebracht und beruhigt. Die Vitalfunktionen werden regelmäßig kontrolliert.
kardiogener Schock	Die Schocklagerung ist dabei kontraindiziert, weil sich bereits eine größere Blutmenge gestaut hat und die Symptome weiter verschlimmert würden.

D **Listen Sie fünf Komplikationen auf, zu denen es bei einem Schock kommen kann.**

____

____

____

____

____

____

Unterrichtsblatt 68: Überleitungspflege

A **Vervollständigen Sie den Lückentext mit folgenden Wörtern:**

stationär – Brückenpflege – Einrichtung – Pflegequalität – Entlassung – Schnittstelle – Hilfsmitteln

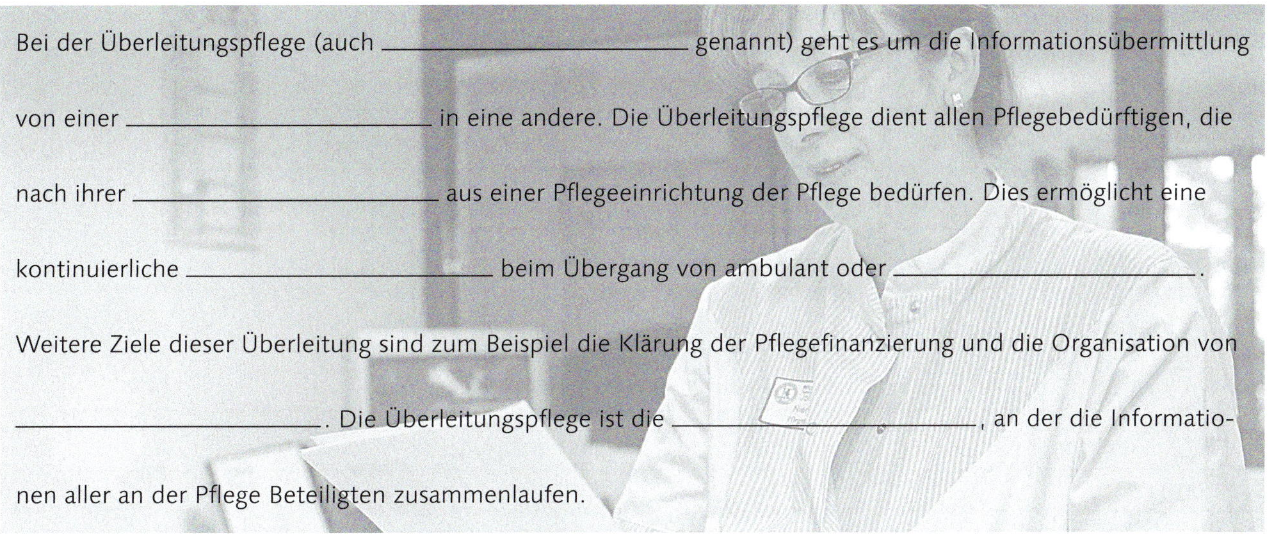

Bei der Überleitungspflege (auch ______________ genannt) geht es um die Informationsübermittlung von einer ______________ in eine andere. Die Überleitungspflege dient allen Pflegebedürftigen, die nach ihrer ______________ aus einer Pflegeeinrichtung der Pflege bedürfen. Dies ermöglicht eine kontinuierliche ______________ beim Übergang von ambulant oder ______________.
Weitere Ziele dieser Überleitung sind zum Beispiel die Klärung der Pflegefinanzierung und die Organisation von ______________. Die Überleitungspflege ist die ______________, an der die Informationen aller an der Pflege Beteiligten zusammenlaufen.

B **Welche Listen dienen bei einer Überleitung der Sicherheit und was ist darauf jeweils zu notieren?**

C **Kreuzen Sie die richtige Aussage zur Überleitungspflege an.**

- ☐ C1 Bei Verlegung innerhalb einer Einrichtung ist keine Überleitungspflege erforderlich.
- ☐ C2 Die Verlegung von einem Altenheim in ein anderes erfordert keine Überleitungspflege.
- ☐ C3 Ein ausführliches Aufnahmegespräch ersetzt das Entlassungsgespräch.
- ☐ C4 Ein ausführliches Entlassungsgespräch ersetzt das Aufnahmegespräch.
- ☐ C5 Die Überleitungspflege soll Pflege evaluieren und vorbereiten.

Unterrichtsblatt 69: Überleitungsbrief

A **Tragen Sie die Überschriften (A1 bis A12) hinter den korrekten Aspekten eines Überleitungsbriefes ein.**

A1 prophylaktische Pflege	künstlicher Darmausgang, Flüssigkeitsbilanzierung	
A2 Ausscheiden	Waschen, Duschen, Hautbeschaffenheit, An-/Auskleiden	
A3 Medizin	tägliche Trinkmenge, Trinkverhalten, Sondenkost	
A4 Bewegung/Lagerung	Orientierung zu Zeit, Ort, Situation und Person	
A5 Kommunikation	Transfer, Bettlägerigkeit, freiheitsentziehende Maßnahmen	
A6 soziale Aspekte	Krankengymnastik, Logopädie, Herzschrittmacher	
A7 Körperpflege/Kleidung	orthopädische Schuhe, Rollstuhl, Gehhilfe	
A8 Ernährung	Soor, Pneumonie, Kontraktur, Thrombose	
A9 Orientierung	Insulin, bisherige orale und parenterale Medikation	
A10 Schlaf	Bezugsperson, Familienstand, Pflegeversicherung	
A11 bisherige Therapien	Stimmung, Gehör, Verständigung, Pflegeabwehrverhalten	
A12 Prothetik	nächtliche Unruhezustände, Ruhe- und Wachphasen	

B **Für welche Personengruppen ist der Überleitungsbrief hilfreich?**

____

____

C **Vervollständigen Sie diesen formalen Briefkopf eines Überleitungsbriefs:**

Pflegeüberleitungsbrief

Kreis EUSKIRCHEN
Einfach wohl fühlen!

Patient:
Name, Vorname: ____________________

Geburtsdatum: ____________________

____________ : ____________ ____________ : ____________

____________ : ____________

____________ : ____________

____________ : ____________

____________/____________ : ____________ am: ________

An: ☐ ____________ ☐ ____________ ☐ ____________ ☐ ____________

AUFGABEN UND KONZEPTE IN DER ALTENPFLEGE

LERNFELD 1.4

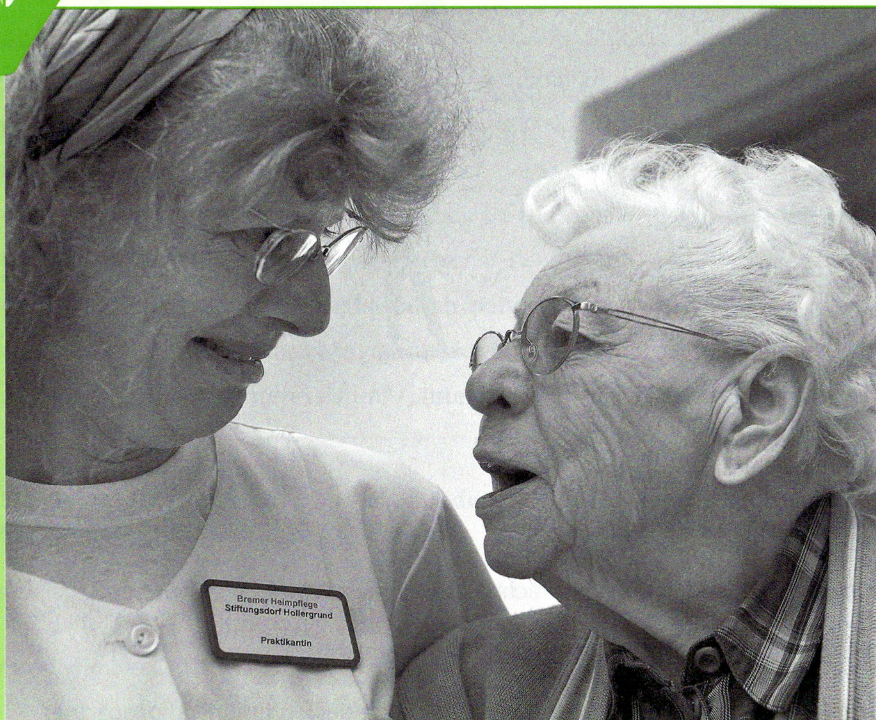

✓ Anleiten, beraten und Gespräche führen

- die Bedeutung professioneller Gesprächsführung kennen
- Gespräche initiieren und lenken können
- sich unter Beachtung der Kommunikationsebenen (Sach- und Beziehungsebene) selbstkritisch mit dem eigenen kommunikativen Verhalten auseinandersetzen können
- die Kontakte älterer Menschen reflektieren können
- pflegerisch anleiten und beraten können

Unterrichtsblatt 74: Der Bedeutungsträger in der Kommunikation

A **Lösen Sie das folgende Kreuzworträtsel (Ä = AE, Ö = OE, Ü = UE, ß = SS).**

1. nicht sprachlich
2. Inhalt der Kommunikation
3. Von wem geht eine Kommunikation aus?
4. Rückwirkung
5. Wer erhält eine Nachricht?
6. codiert
7. kongruent
8. bedeutsam
9. entschlüsselt
10. korreliert
11. etwas sehen, hören und beobachten
12. einer Beobachtung die eigene Auslegung hinzufügen
13. Axiom
14. Grundeinheit aller sozialen Verbindungen (nach Eric Berne)
15. wortgleicher Begriff
16. komplementär

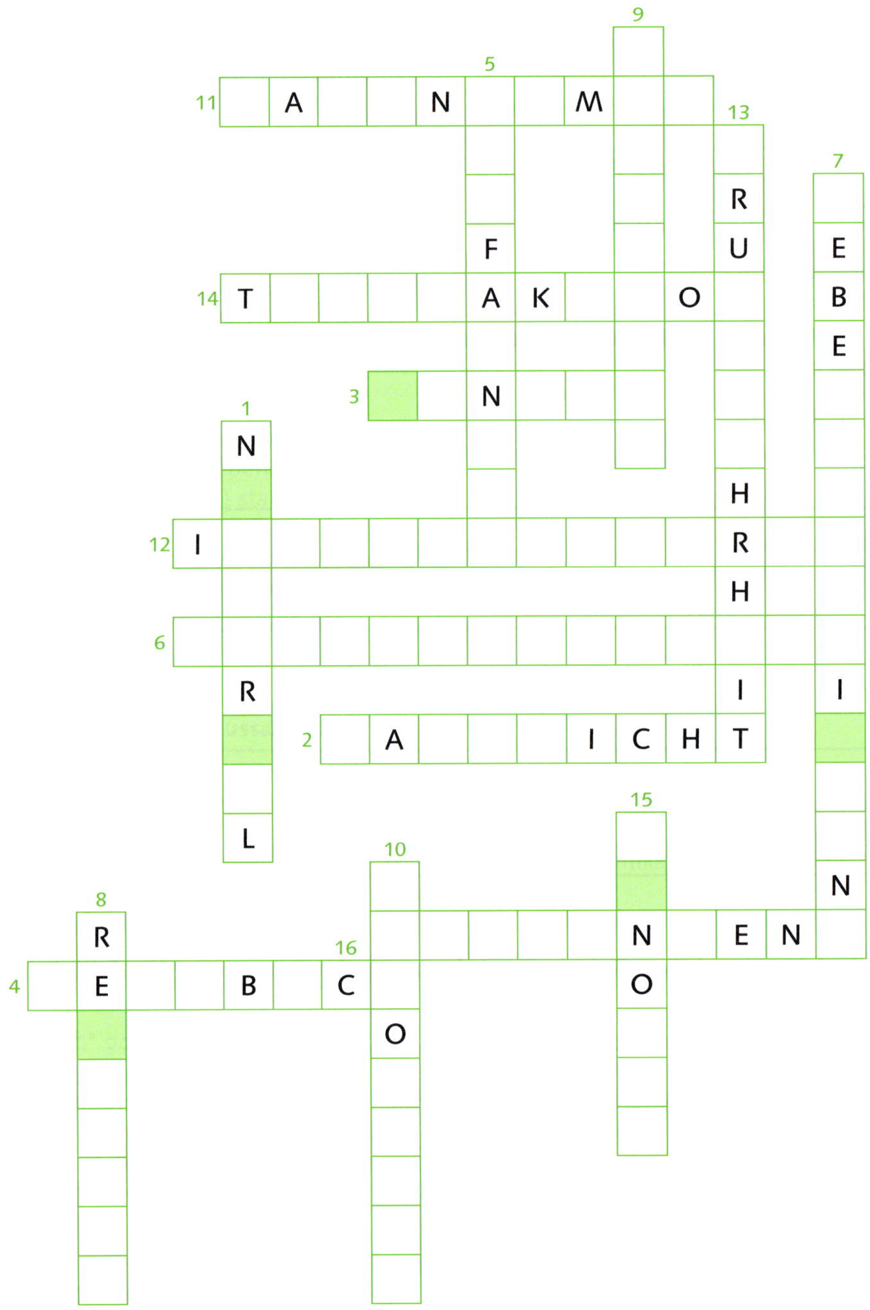

Das Lösungswort nennt einen wichtigen Bedeutungsträger in der Kommunikation.

Unterrichtsblatt 75: Grundlagen der Beratung (Seite 1)

A **Vervollständigen Sie das Schaubild zum Problemlösungsmodell im Beratungsprozess mit folgenden Inhalten:**

Ratsuchender verwirklicht Lösung – abschließende Evaluation – Handlungsbewertung und Entscheidung – Erarbeiten von Lösungswegen – Problembeschreibung – Analyse des Schlüsselproblems – Begleitung und Nachbereitung

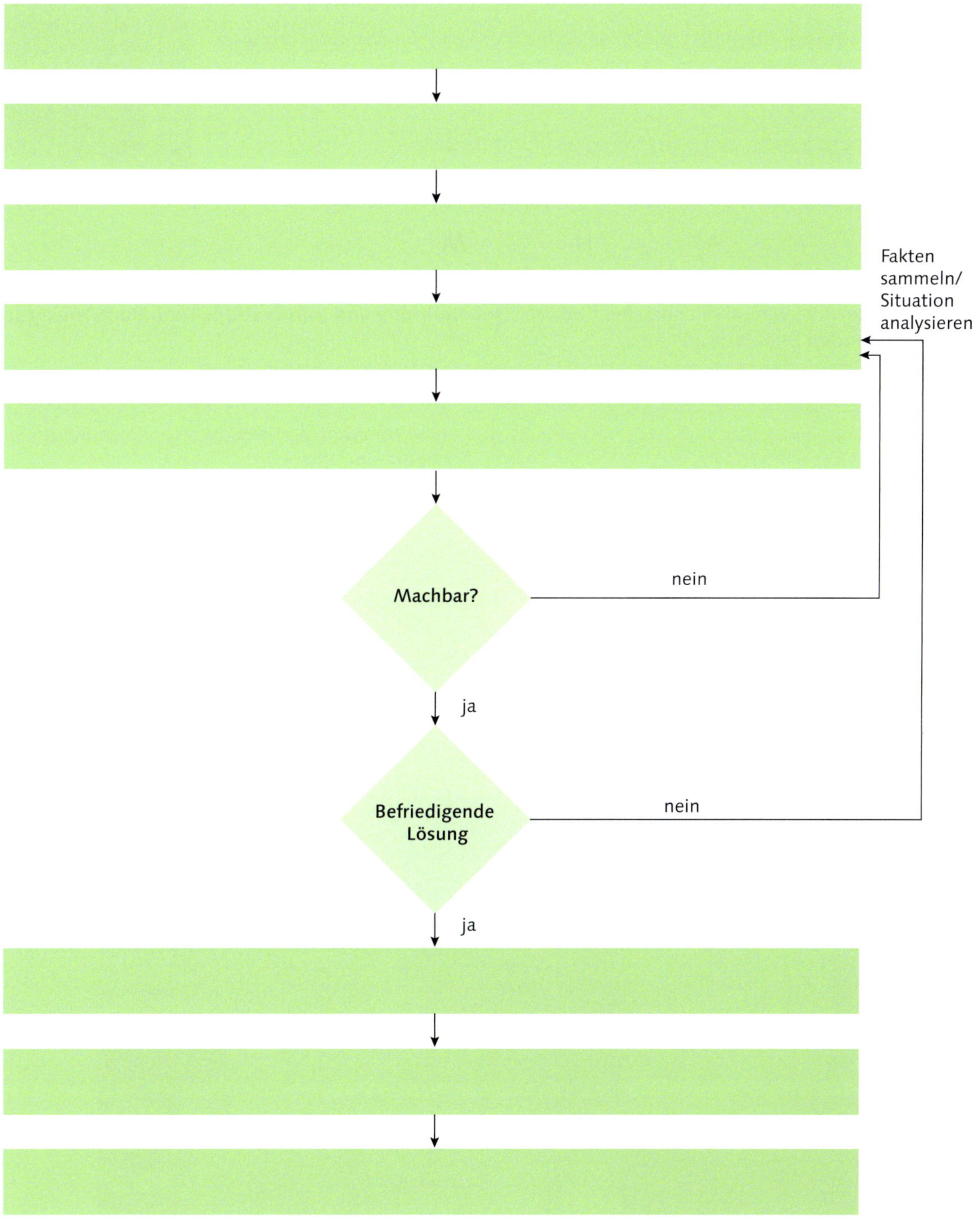

Unterrichtsblatt 75: Grundlagen der Beratung (Seite 2)

B **Kreuzen Sie die richtigen Aussagen für eine gelungene Beratung an.**

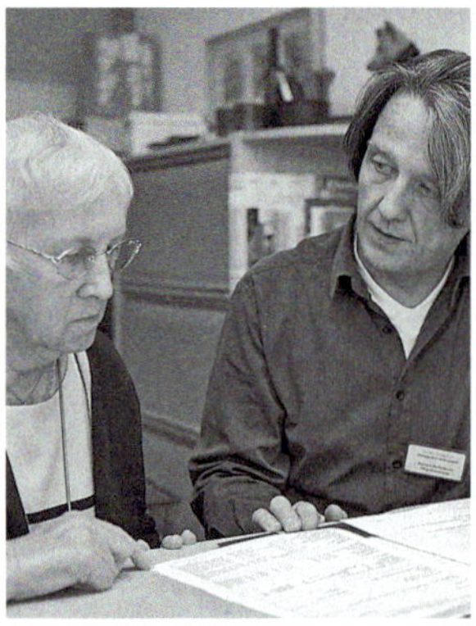

- ☐ B1 Ungewohnte Fach- und Fremdwörter sollten vermieden werden.
- ☐ B2 Ein Feedback ist am effektivsten, wenn es der Sender selbst formuliert hat.
- ☐ B3 Ein Feedback schließt das Eingeständnis aus, dass man sich irren kann.
- ☐ B4 Je näher der Verwandtschaftsgrad ist, desto leichter kann die Beratung erfolgen.
- ☐ B5 Eine Beratung sollte Erfahrungen des Gesprächspartners einbeziehen.
- ☐ B6 Der Ratsuchende sollte möglichst fremdbestimmt handeln.
- ☐ B7 Der Berater sollte Verständnisfragen nach Möglichkeit unterlassen.

C **Verbinden Sie diese vier „Verständlichmacher" bei der Durchführung von Informations- und Beratungsgesprächen mit der passenden Erläuterung.**

C1 Einfachheit

C2 Gliederung

C3 Prägnanz

C4 Stimulanz

Sprechen Sie Ihre eigenen Gefühle aus.

Vermeiden Sie Fremdwörter.Formulieren Sie kurz und knapp.

Bilden Sie verständliche Sätze.

Trennen Sie Fakten von Meinungen.

Vermeiden Sie Monologe.

Strukturieren Sie Ihre Beratung.

Konzentrieren Sie sich auf das Wesentliche.

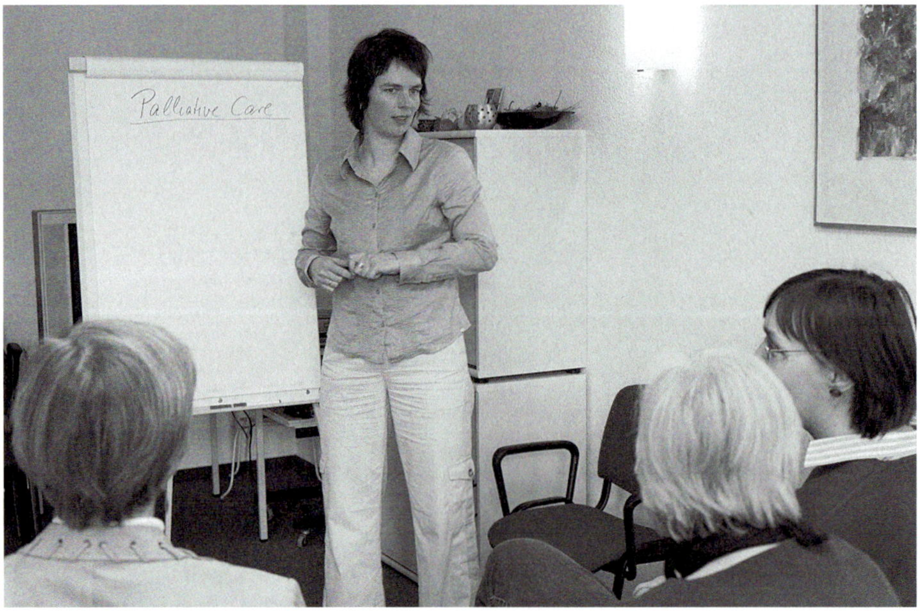

AUFGABEN UND KONZEPTE IN DER ALTENPFLEGE

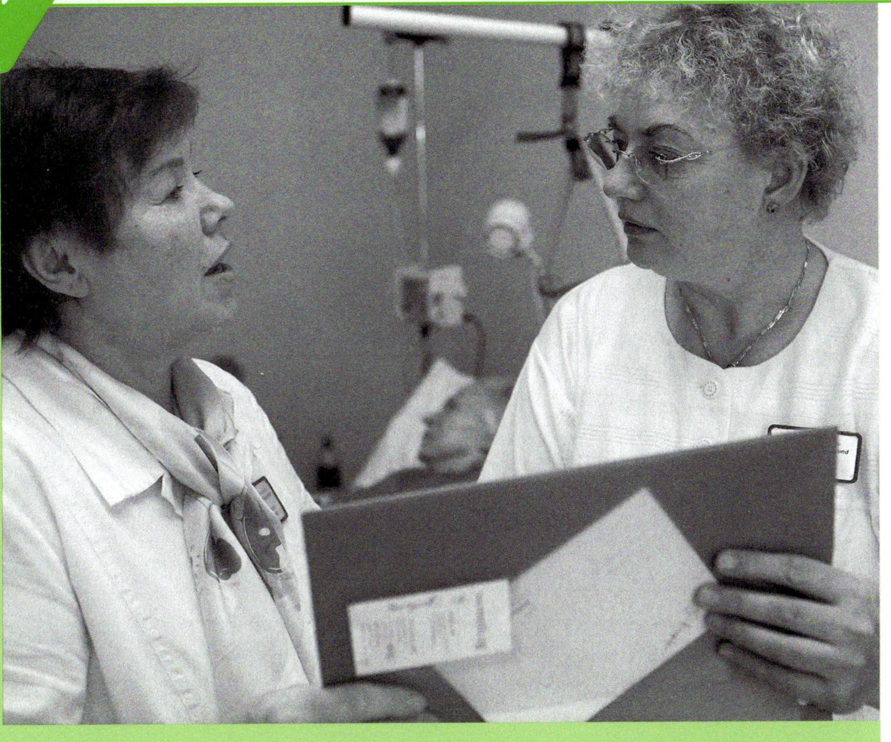

LERNFELD 1.5

✓ Bei der medizinischen Diagnostik und Therapie mitwirken

- delegierfähige diagnostische und therapeutische Maßnahmen kennen, durchführen und verantworten können
- Arzneimittel sicher verabreichen und überwachen können
- Injektionen, Transfusionen und Infusionen technisch korrekt durchführen können
- eine transurethrale Harnblasenentleerung übernehmen können
- eine Wunde professionell versorgen können
- interdisziplinär (mit anderen Berufsgruppen) zusammenarbeiten können

Unterrichtsblatt 76: Harnblasenkatheterismus

A Beschriften Sie die folgende Abbildung mit den elf Materialien, die für einen Harnblasenkatheterismus (Dauerkatheter) benötigt werden.

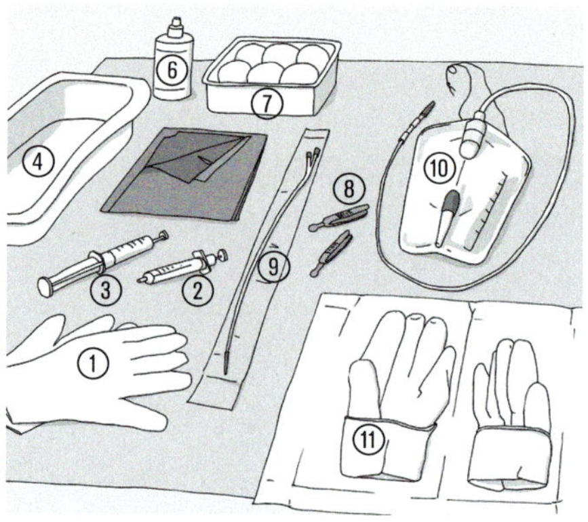

B Bringen Sie die folgenden Schritte 1 bis 5 zur Vorbereitung einer Harnblasenkatheterisierung in die richtige Reihenfolge.

Schritt	Die Pflegefachkraft ...
	... öffnet das Katheterset und schafft sich mit der Umverpackung eine sterile Arbeitsfläche.
	... öffnet den Katheter und wirft ihn ab.
	... tränkt die Pflaumentupfer mit Hautdesinfektionslösung und desinfiziert sich die Hände.
	... wäscht und desinfiziert sich die Hände.
	... zieht sich die sterilen Handschuhe über.

C Bringen Sie die folgenden Schritte 1 bis 4 zur Desinfektion des weiblichen Genitals in die richtige Reihenfolge.

Schritt	Die Pflegefachkraft ...
	... desinfiziert mit jeweils einem Tupfer die beiden kleinen Schamlippen.
	... platziert einen Tupfer vor der Vagina.
	... desinfiziert mit jeweils einem Tupfer die beiden großen Schamlippen.
	... desinfiziert mit einem Tupfer die Harnröhrenöffnung.

D Warum sollte ein Katheterismus nach Möglichkeit durch zwei Pflegefachkräfte erfolgen?

Unterrichtsblatt 77: Enterostomapflege

A **Wofür sind die folgenden drei Stomaversorgungen geeignet? Ergänzen Sie A1 bis A3 in der ersten Spalte der Tabelle.**

A1 einteiliges System mit geschlossenem Beutel

A2 zweiteiliges System mit geschlossenem Beutel

A3 einteiliges System mit Ausstreifbeutel

Stomaversorgung	Geeignet für ein …
	… Kolostoma, wenn die Halteplatte mehrere Tage verbleiben kann, da sie gut haftet.
	… Kolostoma, wenn aufgrund der Hautbeschaffenheit (fettige Haut, starktes Schwitzen, Hautfalte) ein häufiger Plattenwechsel notwendig ist.
	… Ileostoma, da viel flüssiger Stuhl abgeführt wird, der auf diese Weise schnell entsorgt werden kann.

B **Vervollständigen Sie den folgenden Lückentext mit diesen Begriffen:**

Ileostoma – Stomaplatte – Konsistenz – Kolostoma – Bauchdecke – Fixierung – zeitweilig – Anmodellieren – Stomakappe – Haut – Rückgewinnung – Schrumpfung – Stomapaste – Kontamination – dünnflüssig

Beim ______________________, das zumeist im linken oder rechten Unterbauch liegt, ist ein Teil des Dickdarms erhalten geblieben. Der Stuhl ist durch die ______________________ des Wassers aus dem Verdauungsbrei bereits eingedickt. Der Stuhl hat hier meistens eine relativ normale ______________________.

Beim ______________________ wird ein Teil des Dünndarms durch die ______________________ nach außen gelegt. Der Stuhl ist dabei sehr ______________________ und reizt die ______________________ der Stoma-Umgebung besonders stark. Zu spätes Wechseln der Stomaplatte führt zur ______________________ der Stoma-Umgebung. Konkave (nach unten gebogene) Stomaplatten werden bei einer ______________________ des Stomas eingesetzt. Eine ______________________ dient zum ______________________ mit einem feuchten Finger, so dass eine ebene Fläche entsteht und die ______________________ der Platte erleichtert wird. Um das Stoma ______________________ zu verschließen, kann zum Beispiel nach ausgiebiger Darmspülung eine ______________________ verwendet werden.

C **Listen Sie mindestens fünf mögliche Komplikationen eines Enterostomas auf.**

____

____

Unterrichtsblatt 78: Künstliche enterale Ernährung

A **Lösen Sie das folgende Kreuzworträtsel (Ä = AE, Ö = OE, Ü = UE, ß = SS).**

1. Position des Patienten zum Legen einer nasogastralen Sonde
2. die Nase betreffend
3. Fachwort für Durchfall
4. unter Umgehung des Magen-Darm-Traktes
5. Zur Auskultation eines Magengeräusches wird ein … benötigt.
6. Mittels einer … erfolgt die Applikation der Sondenernährung ohne Schwerkraft und Pumpe.
7. Bereitschaft zur Mitarbeit bei diagnostischen und therapeutischen Maßnahmen
8. Zur Pflasterfixierung der Sonde werden die Nasen- und Wangenpartie zuvor mit … entfettet.
9. den Leerdarm betreffend
10. Blutvergiftung
11. Mageninhalt oder Speichel gelangt in die Atemwege.
12. Test zur Bestimmung des pH-Wertes
13. den Zwölffingerdarm betreffend
14. Peritonitis
15. leichte, lokale Komplikation bei einer PEG
16. Fachwort für „durch die Haut"

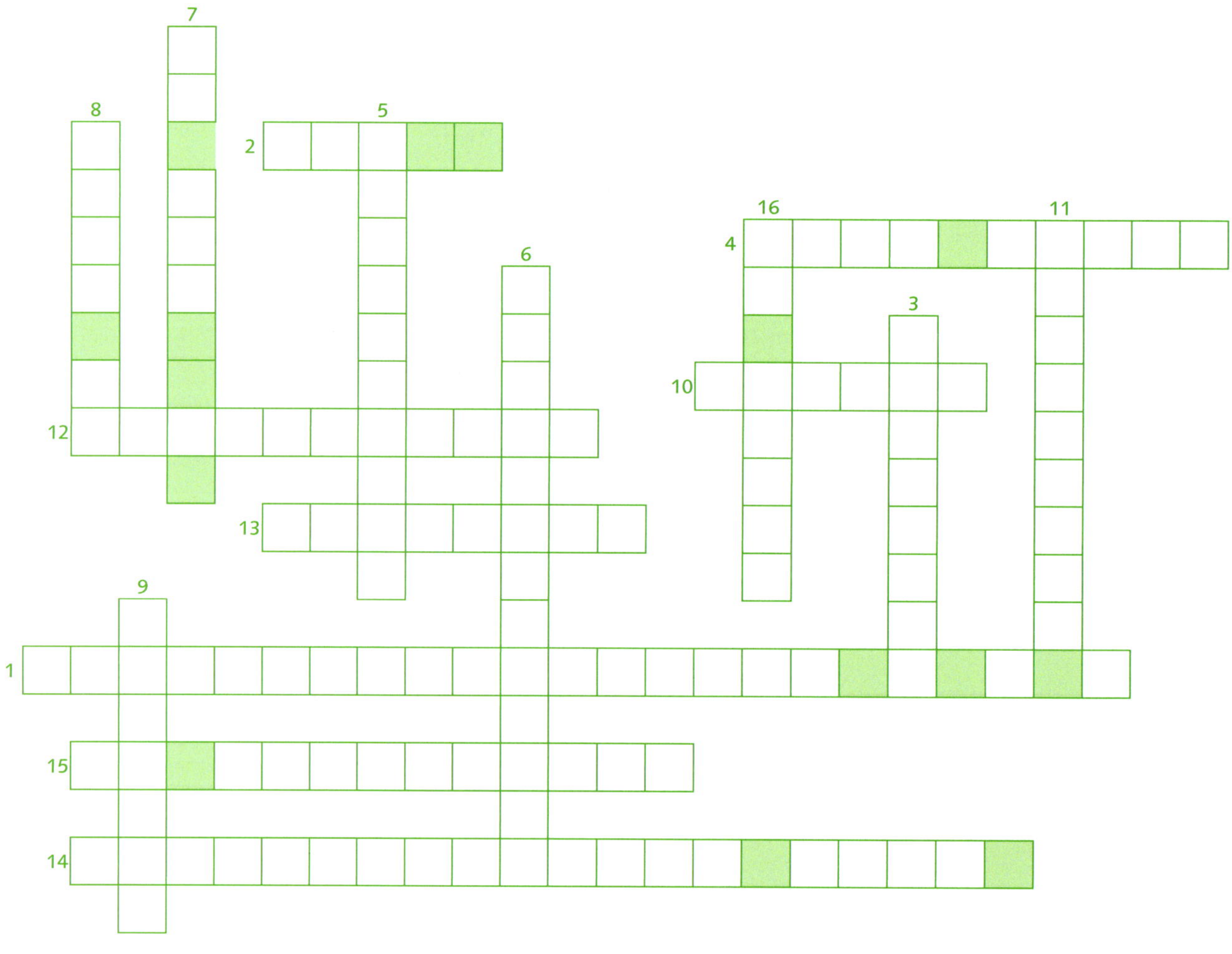

Das Lösungswort: steht für ein häufiges Pflegeproblem in der Lebensaktivität „Essen und Trinken".

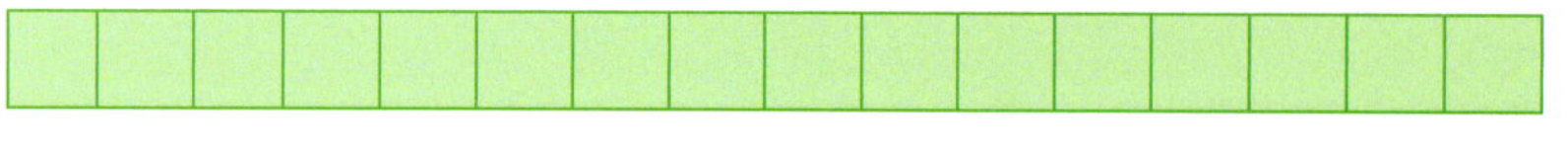

Unterrichtsblatt 79: Arzneimittelapplikation

A **Ergänzen Sie die folgende Tabelle.**

Arzneimittelgruppe	Erklärung
Antikoagulanzien	
	Schmerzmittel
	Arzneimittel gegen Entzündungen
Antibiotika	
Antimykotika	
	harntreibende, entwässernde Arzneimittel
Hypnotika	
	Abführmittel
Spasmolytika	
	Arzneimittel zur Behandlung von Herzkrankheiten

B **Ordnen Sie durch Pfeile folgende Dosisbegriffe den entsprechenden Definitionen zu.**

Dosisbegriff	Definition
1. Tagesdosis	= auf einmal eingenommene Dosis
2. Einmaldosis	= Vergiftungserscheinungen bewirkende Dosis
3. Letaldosis	= Summe aller Einzeldosen
4. Gesamtdosis	= Summe der Einzeldosen in 24 Stunden
5. Einzeldosis	= einmalig verabreichte Arzneimitteldosis
6. toxische Dosis	= tödlich wirkende Dosis

C **Welche der folgenden Aussagen zur enteralen Applikation sind richtig?**

- ☐ C1 Bei der enteralen Applikation kann das Arzneimittel bereits in der Leber abgebaut werden.
- ☐ C2 Es handelt sich um eine Applikationsart, bei der der Magen-Darm-Trakt umgangen wird.
- ☐ C3 Umfasst nicht die sublinguale und rektale Applikation.
- ☐ C4 Bei Durchfall oder Erbrechen ist die Aufnahme des Wirkstoffes unsicher.

D **Nennen Sie drei parenterale Applikationsarten.**

____

____

Unterrichtsblatt 80: Injektionen

A **Vervollständigen Sie diese beiden Schaubilder zu Injektionsmaterialien.**

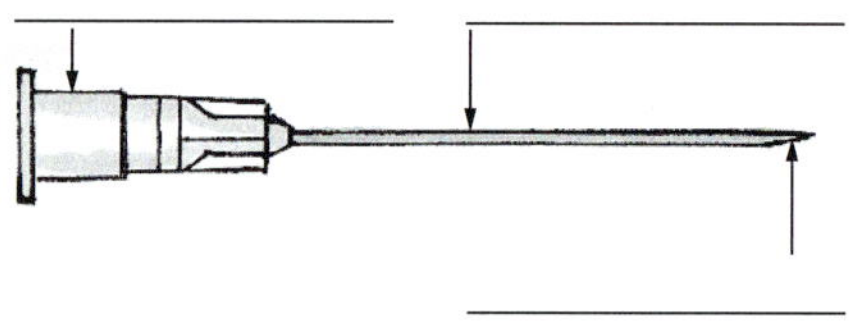

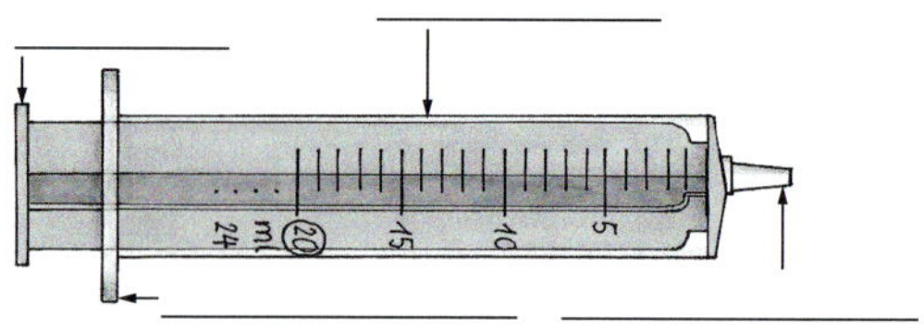

B **Für welche Injektionsarten sind die folgenden Kanülenlängen und -stärken geeignet?**

Kanülenlängen und -stärken	Geeignet für folgende Injektionsarten
ca. 40–70 mm lang und ca. 0,9 mm dick	
ca. 25–30 mm lang und ca. 0,6 mm dick	
ca. 12–25 mm lang und ca. 0,45 mm dick	

C **Nummerieren Sie die korrekte Reihenfolge zum Ablauf einer subkutanen Injektion.**

______ Bildung einer Hautfalte und Beibehaltung der Falte bis zum Ende der Injektion.

______ Das Medikament wird durch kreisende Bewegungen verteilt (außer bei Antikoagulanzien).

______ Das Medikament wird langsam injiziert.

______ Die Einstichstelle wird mit einem trockenen Tupfer komprimiert.

______ Die Kanüle wird zügig entfernt.

______ Die Maßnahmen werden dokumentiert und Wirkungen sowie Nebenwirkungen beobachtet.

______ Die Spritze wird in den Abwurfbehälter entsorgt (kein manuelles Recapping durchführen!).

______ Einstichstelle desinfizieren und Einwirkzeit beachten.

______ Mit der anderen Hand wird die Injektionskanüle in subkutanes Gewebe etwa 1–2 cm eingestochen.

______ Patienteninformation, Händedesinfektion.

D **Wie kann ausgeschlossen werden, dass bereits aufgezogene Spritzen nicht verwechselt werden?**

____

____

____

____

____

Unterrichtsblatt 81: Infusionen

A **Beschriften Sie die die folgende schematische Darstellung eines einfachen Infusionssystems:**

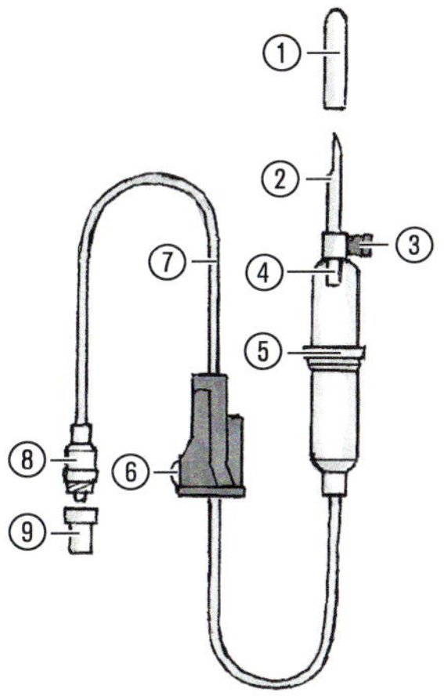

____

____

____

____

____

____

____

____

____

B **Wie kann die Tropfengeschwindigkeit einer Infusion errechnet werden? Notieren Sie die benötigte Formel und geben Sie ein Beispiel an.**

____

____

____

____

____

C **Nummerieren Sie die korrekte Reihenfolge zur Zubereitung einer Infusion.**

______ Tropfenkammer bis zur Markierung (bis zu ca. 2/3) füllen

______ Durchflussregler langsam öffnen

______ Verschluss der Infusionsflasche entfernen und Gummistopfen desinfizieren

______ Einstichdorn des Infusionssystems in die Flasche einstechen

______ Infusionsflasche (nach dem Standard der Pflegeeinrichtung) beschriften

______ falls erforderlich, die steril aufgezogenen Zusatzmedikamente zuspritzen

______ Durchflussregler schließen

______ Belüftungsventil öffnen (bei Plastikbehältern geschlossen lassen)

______ hygienische Händedesinfektion und Bereitstellung der Materialien

______ Infusion am Ständer aufhängen

Unterrichtsblatt 82: Sauerstofftherapie

A **Lösen Sie das folgende Kreuzworträtsel (Ä = AE, Ö = OE, Ü = UE, ß = SS).**

1. intermittierend
2. Applikationsvorrichtung zur Sauerstoffgabe über die Nase
3. Applikationsvorrichtung zur Gabe hoher Sauerstoffkonzentrationen
4. Ein … enthält Angaben zur verabreichten Sauerstoffmenge sowie zur Sauerstoffverträglichkeit.
5. Die Sauerstoffmenge wird mit großer Sorgfalt an der … eingestellt und regelmäßig kontrolliert.
6. Eine Sauerstoff-Nasensonde wird mit einem Pflastersteg außen am … oder an der Wange fixiert.
7. In Sauerstoffkonzentratoren befindet sich … Sauerstoff.
8. Manometer
9. Um einer Austrocknung der Schleimhäute vorzubeugen, muss der Sauerstoff … werden.
10. Wird der Sauerstoff durch die Sauerstoffmenge geteilt, ergibt sich die … in Minuten.
11. Eine Sauerstoffarmatur besteht aus Durchflussströmungsmesser, Manometer und ….
12. Wegen der … dürfen Sauerstoffarmaturen niemals geölt oder gefettet werden.
13. Das Füllungsvolumen multipliziert mit dem Füllungsdruck der Sauerstoffflasche ergibt den … in Liter(n).
14. Das Wasser und das sterilisierte …. des Sauerstoffgerätes werden alle 48 Stunden erneuert.

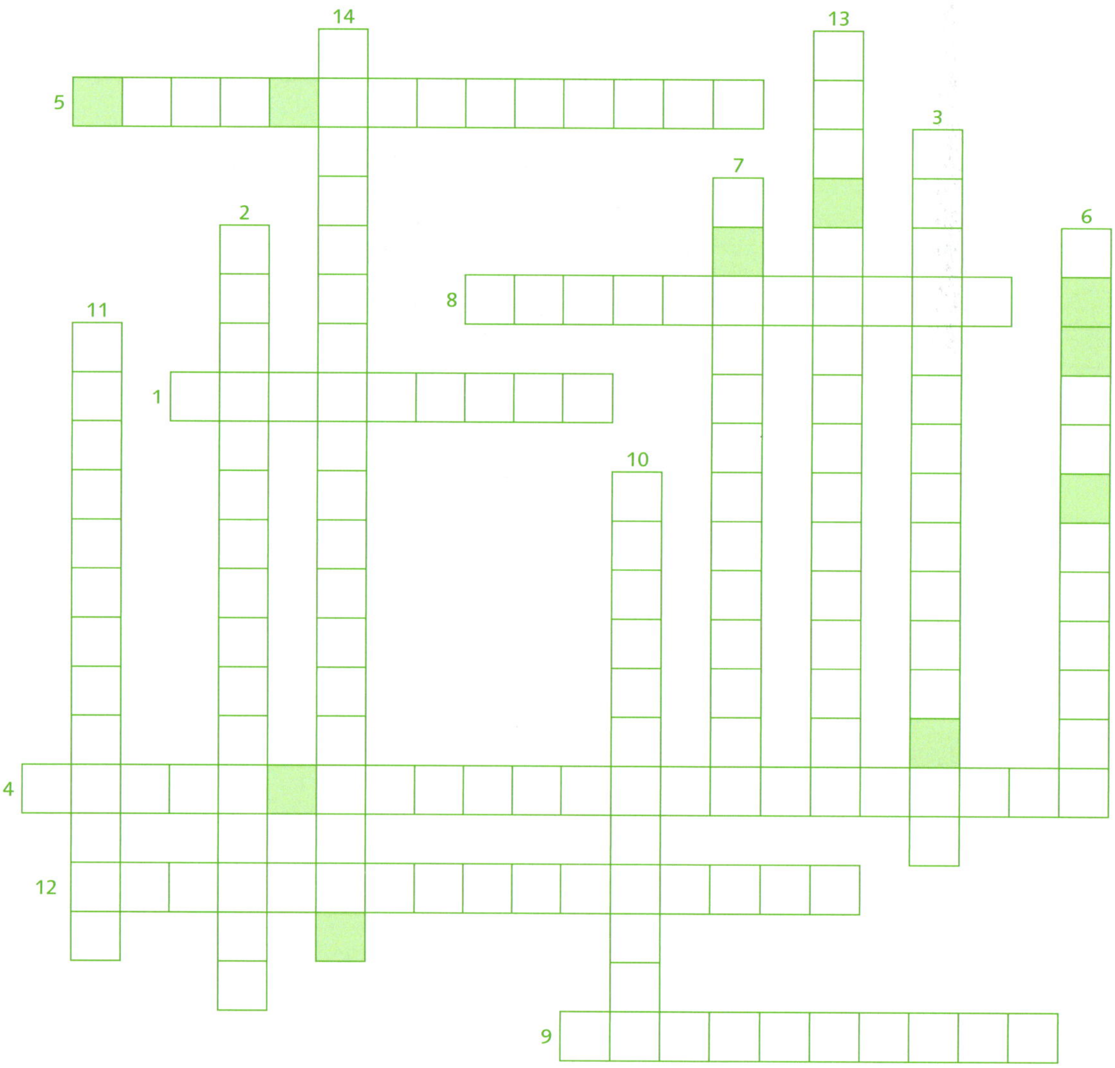

Das Lösungswort ist ein Bestandteil der Ein- und Ausatmungsluft.

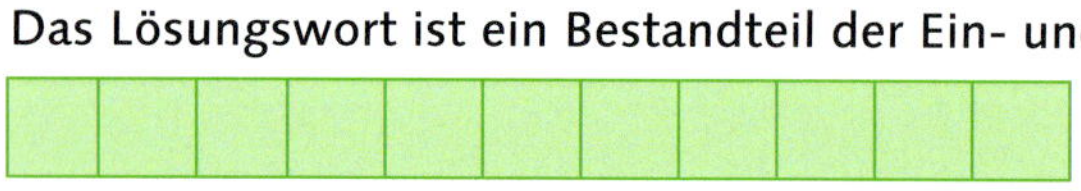

Unterrichtsblatt 83: Inhalation

A Aus welchen Gründen kann eine Inhalation indiziert sein?

____

____

____

____

B Geben Sie die Eindringtiefe von Inhalationstropfen zu den aufgeführten Tröpfchendurchmessern an.

Tröpfchendurchmesser	Maximale Eindringtiefe
über 30 µm (bei Dampfinhalation)	
10 bis 30 µm (bei Aerosolapparaten)	
unter 10 µm (bei Ultraschallverneblern)	

C Erklären Sie einem Pflegebedüftigen die selbstständige Anwendung des Dosieraerosols mit Hilfe eines Spacers.

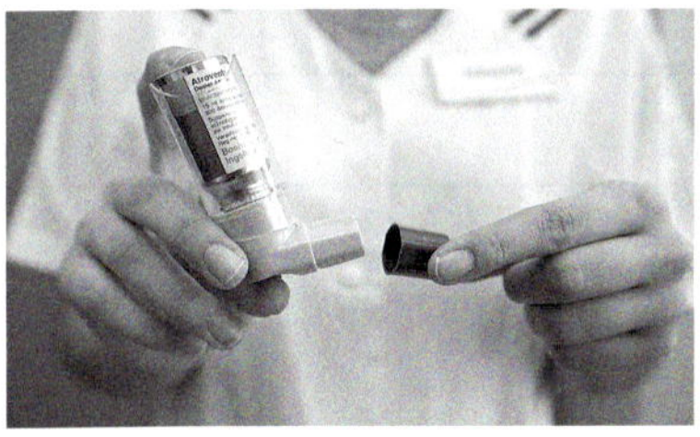

____

____

____

____

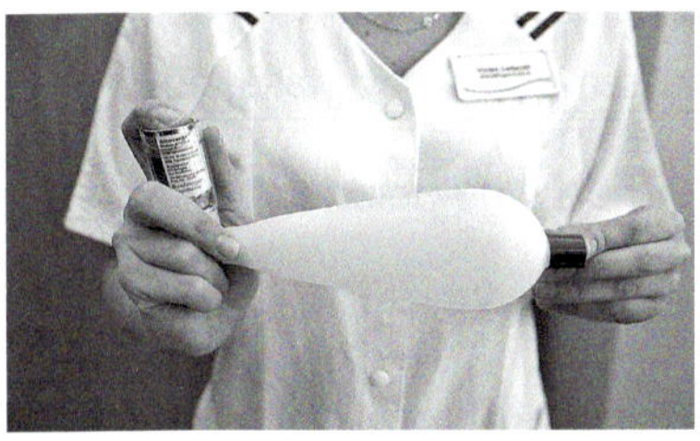

____

____

____

____

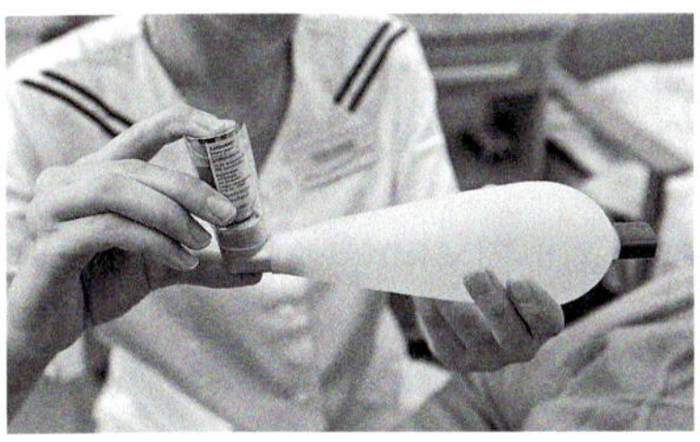

____

____

____

____

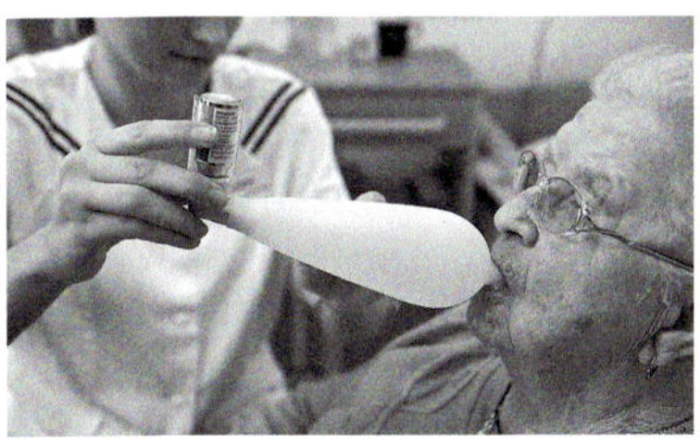

____

____

____

____

Unterrichtsblatt 93: Familienbeziehungen und soziale Netzwerke

A **Tragen Sie die passende Form familiären Zusammenlebens (A1 bis A5) in die erste Spalte der Tabelle ein.**

A1 nichteheliche Lebensgemeinschaft
A2 Mehr-Generationen-Familie
A3 Adoptiv-, Pflege- oder Stieffamilie
A4 Alleinerziehende
A5 Alleinlebende

	„in Partnerschaft lebende Erwachsene mit oder ohne Kinder in einem gemeinsamen Haushalt"
	„es besteht keine biologische Beziehung zwischen dem Kind und einem Elternteil oder beiden Elternteilen"
	„es besteht eine biologische Verwandtschaft zwischen mindestens drei Generationen, die in einem Haushalt leben"
	„Menschen, die in einem Einpersonenhaushalt ohne Verwandte (Kinder) oder Partner leben"
	„Es besteht ein Eltern-Kind-Verhältnis. Ein Elternteil (ohne Partner) und ein oder mehrere Kinder leben in einer Hausgemeinschaft"

B **Listen Sie vier Gründe für ein steigendes Armutsrisiko im Alter auf.**

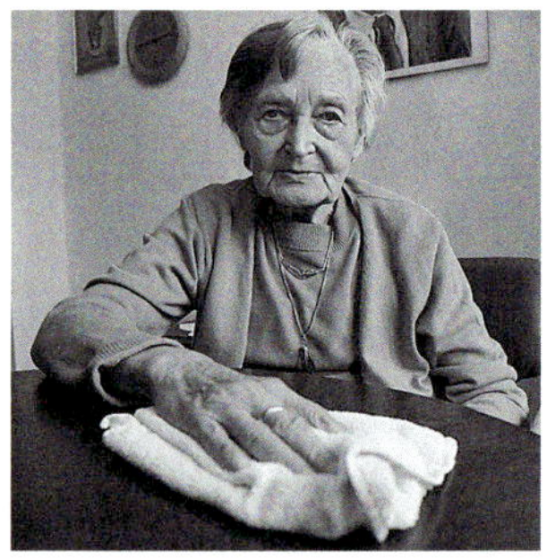

C **Kreuzen Sie die richtigen Aussagen an.**

- ☐ C1 Die primäre Sozialisation umfasst das Vertrauen zum Mitmenschen.
- ☐ C2 Die primäre Sozialisation bezieht sich vor allem auf die ersten Lebensjahre.
- ☐ C3 Die tertiäre Sozialisation erfolgt vorwiegend im Kindesalter.
- ☐ C4 Die sekundäre Sozialisation bereitet noch nicht auf die Rolle in der Gesellschaft vor.
- ☐ C5 Zur tertiären Sozialisation gehört auch, dass sich der Mensch anpasst.
- ☐ C6 Die Anzahl der Mehrgenerationshaushalte nahm im letzten Jahrhundert ab.
- ☐ C7 Beim Leeren-Nest-Syndrom kann es zu depressiven Verstimmungen kommen.
- ☐ C8 Familieninterne Konflikte zeigen Angehörige im Verhalten gegenüber der Pflegekraft niemals.
- ☐ C9 „Ambiguitätstoleranz" meint die Fähigkeit der Pflegekräfte, äußere Widersprüche und Uneindeutigkeiten auszuhalten und gleichzeitig handlungsfähig zu bleiben.

Unterrichtsblatt 94: Sexualität im Alter

A **Lösen Sie das folgende Kreuzworträtsel (Ä = AE, Ö = OE, Ü = UE, ß = SS).**

1. Wechseljahre der Frau
2. Libido sexualis
3. häufigste Form der sexuellen Orientierung
4. sexuelle Selbstbefriedigung
5. Unvermögen des Mannes, den Geschlechtsverkehr zu vollziehen
6. öffentliche Zurschaustellung der Geschlechtsorgane zur sexuellen Befriedigung
7. sexuelle Befriedigung durch Erleiden von Schmerzen
8. vorherrschendes Gefühl der Zugehörigkeit zum biologisch entgegengesetzten Geschlecht
9. zu beobachtendes Symptom an der Genitalschleimhaut bei Herpes genitalis
10. Einklemmen der zurückgeschobenen Vorhaut
11. Pruritus
12. operative Entfernung der Gebärmutter

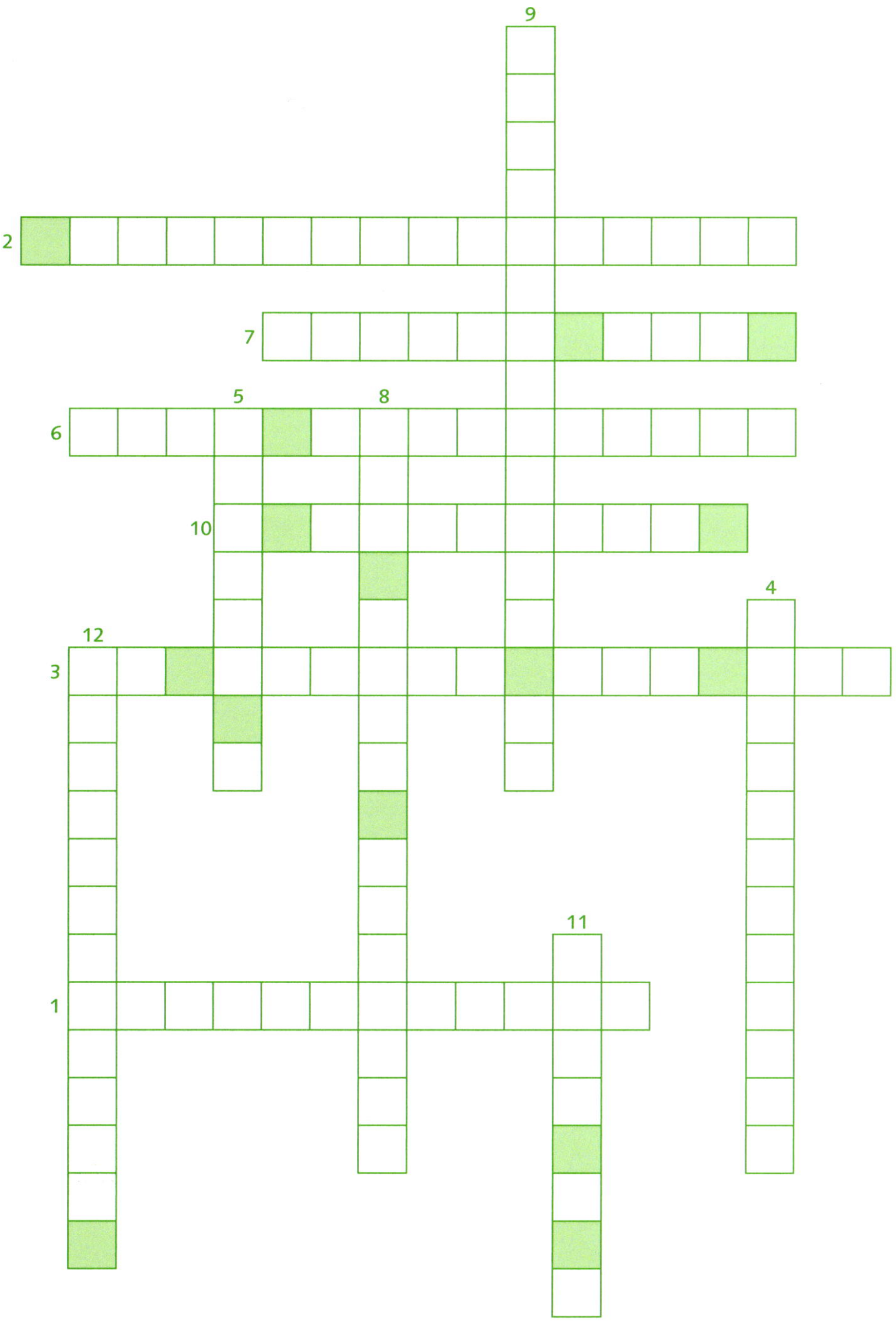

Das Lösungswort steht für eine Befreiung vom „Nicht-drüber-Sprechen".

Unterrichtsblatt 95: Menschen mit Behinderungen im Alter

A **Streichen Sie die in diesem Text über Menschen mit Behinderungen im Alter falschen Begriffe durch.**

Die Zahl der über 50-jährigen Menschen mit geistigen Behinderungen nimmt **ab / zu**. Es gibt **eine / keine** Meldepflicht für geistige Behinderungen. Die Generation 65+ stellt die **größte / kleinste** Gruppe der Heimbewohner in Behinderteneinrichtungen dar. Menschen mit Behinderung standen bis in die **1950er / 1980er** Jahre kaum im Blickpunkt des Interesses. Aufgrund der gesundheitlichen Versorgung ist die Lebenserwartung von Menschen mit Behinderung kontinuierlich **gesunken / gestiegen**. Die Lebenserwartung von Menschen mit Down-Syndrom betrug zum Beispiel in den 1940er Jahren **9 / 29** Jahre und lag 1960 bei etwa 18 Jahren. Aus sozialwissenschaftlicher Perspektive steht seit den 1970er Jahren nicht das **Behindertsein / werden**, sondern das **Behindertsein / werden** durch die Gesellschaft im Vordergrund. Leitvorstellungen wie Normalisierung, **Selbstbestimmung / Fremdbestimmung** und Integration werden in psychiatrischen Kliniken und Pflegeheimen nach Ansicht von Verbänden der Behindertenhilfe **optimal / weniger** verwirklicht. Geistig behinderte Menschen brauchen dazu wie alle Menschen ein **stabiles / instabiles** soziales Netzwerk. Entsprechend dem Normalisierungsprinzip benötigen sie unter anderem einen **normalen / spezifischen** Tagesablauf sowie möglichst **viel / wenig** Kontakte mit Menschen.

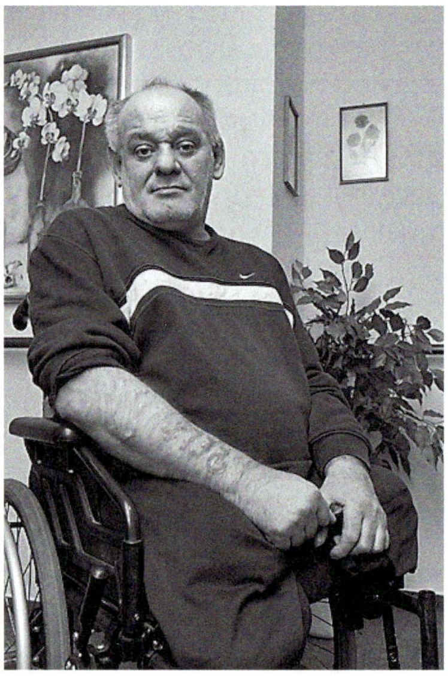

B **Was wird unter der sogenannten „Deinstitutionalisierung“ verstanden?**

C **Nehmen Sie Stellung zur Aussage „Behindert ist man nicht, behindert wird man“.**

UNTERSTÜTZUNG ALTER MENSCHEN BEI DER LEBENSGESTALTUNG

LERNFELD 2.2

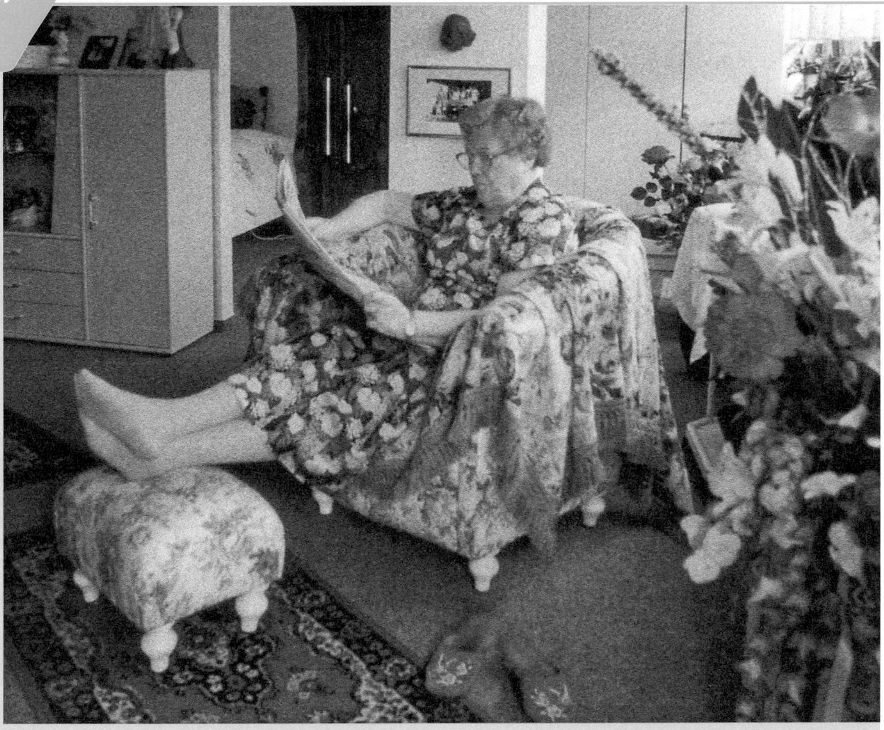

✓ **Alte Menschen bei der Wohnraum- und Wohnumfeldgestaltung unterstützen**

- die Bedeutung von Wohnraum und Wohnumfeld kennen
- Möglichkeiten der Wohnraumanpassung und Wohnumfeldgestaltung anwenden und begründen können
- verschiedene Wohnmöglichkeiten der offenen und geschlossenen Altenhilfe kennen

Unterrichtsblatt 96: Ernährung und Haushalt (Seite 1)

A **Lösen Sie das folgende Kreuzworträtsel (Ä = AE, Ö = OE, Ü = UE, ß = SS).**

1. kleiner Snack in einem Biss, ohne Teller und Besteck
2. Verpflegungssystem (Cook and Serve)
3. Behälter zur Warmhaltung von Speisen (Mehrzahl)
4. Küchensystem für Frischkost
5. Energiewerte von Nahrungsmitteln
6. Reduktionskost
7. Fettleibigkeit
8. Form der Verwahrlosung (eines Hauses)
9. Eine handelsübliche Waschmaschine fasst etwa fünf bis … Kilogramm Trockenwäsche
10. Hinweise zur Temperatureinstellung des Bügeleisens finden sich am … des Kleidungsstückes.
11. unordentliche Person mit einem Vermüllungs-Syndrom
12. Der Essbereich einer Wohnung sollte in der Nähe der … liegen.
13. Laut Absatz 1 Artikel 13 des Grundgesetzes gilt: „Die Wohnung ist …".
14. kachektisch

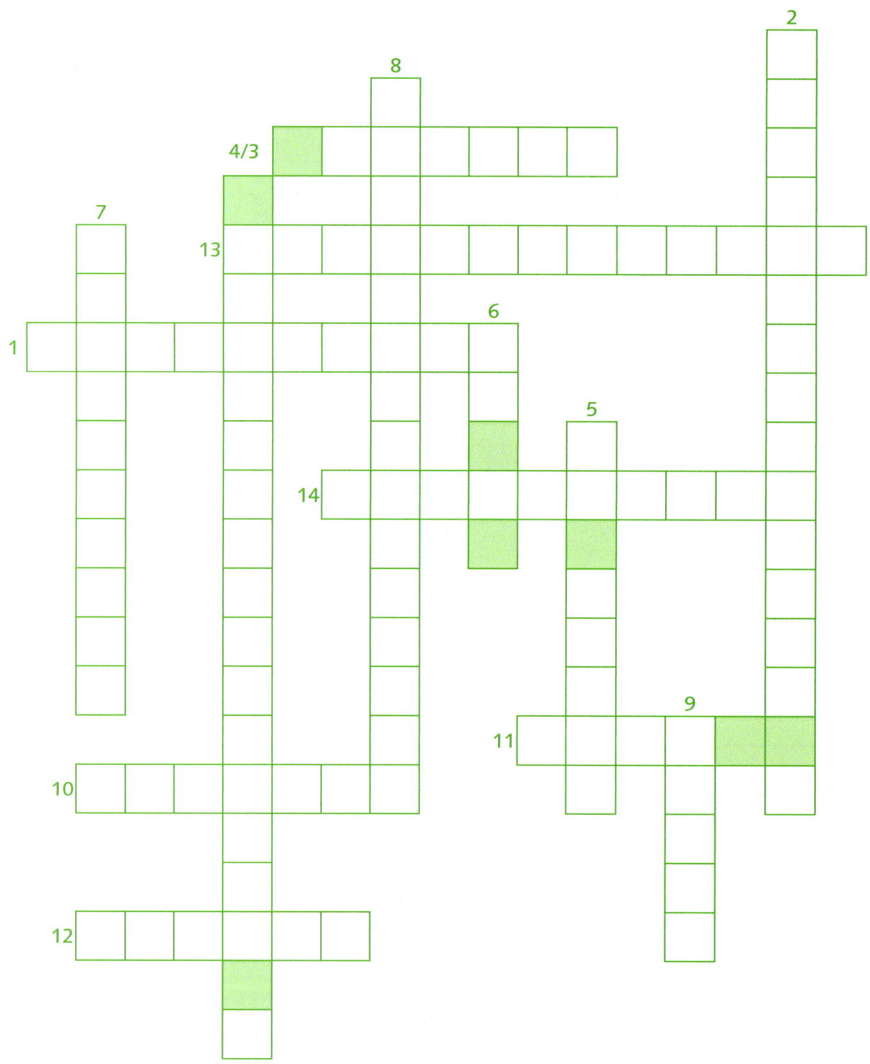

Wie wird eine Essenseinnahme zu einer bestimmten Tageszeit genannt?

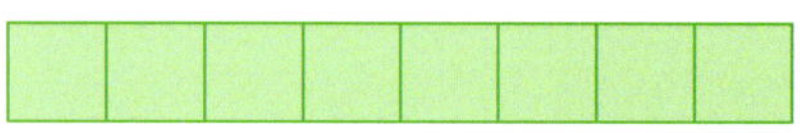

Unterrichtsblatt 96: Ernährung und Haushalt (Seite 2)

B Listen Sie zehn Folgen einer Mangelernährung auf.

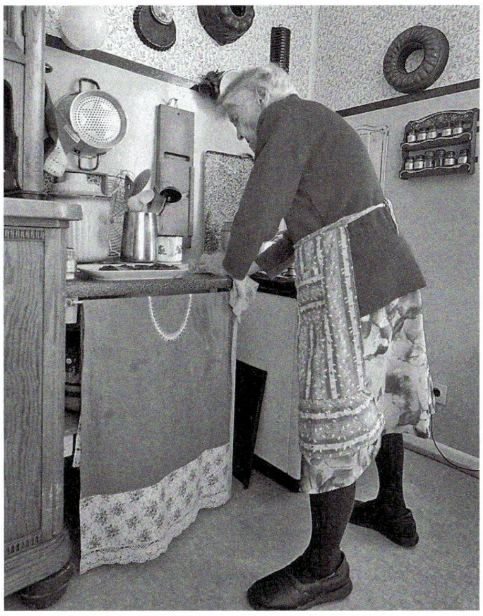

C Erstellen Sie mit Hilfe dieser Tabelle ein Beispiel für einen Wochenarbeitsplan zur Haushaltsführung.

Montag	Dienstag	Mittwoch	Donnerstag	Freitag
Tägliche Arbeiten:				

D Welche beiden Bereiche bilden den größten Anteil in der täglichen Hausarbeit und was sollte hier beachtet werden?

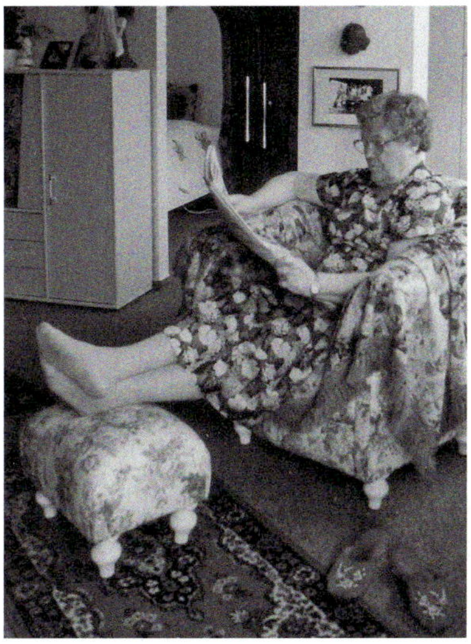

Unterrichtsblatt 97: Schaffung eines förderlichen und sicheren Wohnraums und Wohnumfelds

A Vervollständigen Sie diese Tabelle mit Minimalanforderungen an die bauliche Gestaltung eines Altenheims nach Heimmindestbauverordnung (HeimMinBau).

Zimmer mit Wohnfläche für:

1 Bewohner	
2 Bewohner	
3 Bewohner und mehr	

Ausstattung des Zimmers mit Waschbecken inklusive Wasseranschlüsse:

1 Bewohner	
2 Bewohner	
3 Bewohner und mehr	

Sanitäranlagen

Toilette mit Handwaschbecken auf gleicher Etage	
Badewanne oder Dusche im gleichen Gebäude	

Gemeinschaftsräume

ab 20 Bewohner	

B Was wird unter dem Fachbegriff „barrierefrei" verstanden?

____

____

____

____

____

C Listen Sie fünf Anforderungskriterien an altersgerechtes Wohnen auf.

____

____

____

____

____

____

____

Unterrichtsblatt 98: Wohnformen im Alter

A Verbinden Sie die Wohnformen mit den passenden Beispielen.

	familienähnliche Hausgemeinschaften
Wohnen in der Gemeinschaft	Siedlungsprojekte
	Hausmeister-Modell
Wohnen mit Betreuung	Pflegewohngruppen
	Seniorenresidenzen
Wohnen im Heim	integriertes Wohnen
	Mehrgenerationenwohnen

B Formulieren Sie vier Fragen, die bei der Entscheidung für eine angemessene Wohnform von Bedeutung sind.

____

____

____

____

____

C Bringen Sie diese sieben Schritte des Ablaufs einer Wohnraumanpassung in die richtige Reihenfolge.

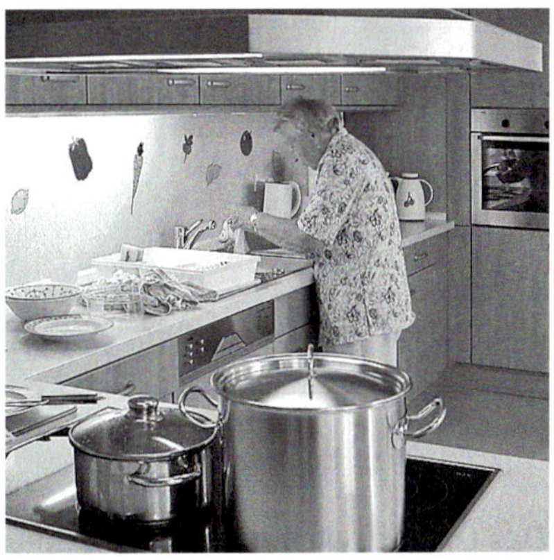

_____ Bereitstellung der Hilfsmittel

_____ Durchführung der Umbaumaßnahmen

_____ Feststellung der Defizite und deren Ursachen

_____ Informationsbeschaffung

_____ Kostenträger klären

_____ Überprüfung der Ergebnisqualität

_____ Wege der Beseitigung klären

D Mit welchen vier Merkmalen beschreibt Erving Goffman (1961) eine totale Institution?

____

____

____

____

____

Unterrichtsblatt 107: Renten-, Unfall- und Arbeitslosenversicherung

A Listen Sie fünf Leistungen der gesetzlichen Rentenversicherung auf.

____

____

____

B Was wird unter „Generationenvertrag“ verstanden?

____

____

____

C Ihre Freundin ist der Ansicht, dass die gesetzliche Krankenkasse die einzige Sozialversicherung ist, die die Leistungen für eine Heilbehandlung erbringt. Wie sehen Sie das?

____

____

____

D Kreuzen Sie die richtigen Aussagen zur gesetzlichen Unfallversicherung an.

- ☐ D1 Sie zahlt zum Beispiel für Arbeitsunfälle und private Unfälle.
- ☐ D2 Sie zahlt zum Beispiel für Arbeitsunfälle und Wegeunfälle.
- ☐ D3 Sie zahlt nur für Arbeitsunfälle und Wegeunfälle.
- ☐ D4 Wegeunfälle sind alle Unfälle auf dem Weg zur Pflegeeinrichtung, auch Umwege.
- ☐ D5 Alle Arbeitnehmer sind pflichtversichert.
- ☐ D6 Die Beiträge werden von Arbeitnehmer und Arbeitgeber aufgebracht.
- ☐ D7 Die Beiträge werden vom Arbeitgeber alleine getragen.

E Verbinden Sie die Leistungen der Arbeitslosenversicherung mit dem korrekten Empfänger.

	Zuschüsse zu Sozialplanmaßnahmen
Leistungen für Arbeitnehmer	Unterstützung bei Reisekosten
	Zuschüsse bei Probebeschäftigung
	Kurzarbeitergeld
Leistungen für Arbeitgeber	Umzugskostenbeihilfe
	Leistungen nach dem Altersteilzeitgesetz

Unterrichtsblatt 108: Pflegeversicherung

A Listen Sie mindestens zehn Leistungen der Pflegekasse auf.

B **Vervollständigen Sie das Schaubild „Antrag auf Leistungen der Pflegekasse" mit diesen Begriffen:**

Ablehnungsbescheid – Pflegekasse beauftragt MDK – keine Leistungen – Bescheid mit Pflegestufe – Begutachtung in der Wohnung – Leistungen ab Antragsstellung – MDK meldet Hausbesuch an

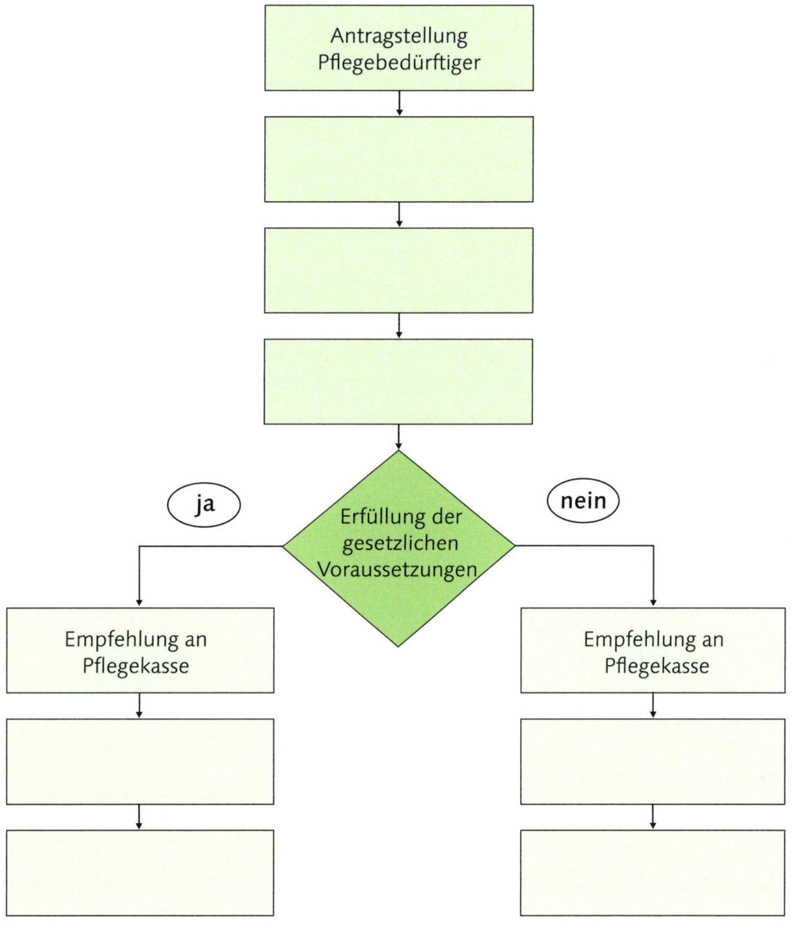

C **Was wird unter einer „Kombinationsleistung" verstanden? Wie wird das Pflegegeld dabei berechnet?**

Unterrichtsblatt 109: Geschäfts- und Deliktsfähigkeit

A Kreuzen Sie die richtigen Aussagen an.

- ☐ A1 Geschäftsfähigkeit ist die Fähigkeit, Träger von Rechten und Pflichten zu sein.
- ☐ A2 Geschäftsfähigkeit ist die Fähigkeit, rechtsgeschäftliche Willenserklärungen abzugeben.
- ☐ A3 Rechtsfähigkeit ist die Fähigkeit, Träger von Rechten und Pflichten zu sein.
- ☐ A4 Rechtsfähigkeit ist die Fähigkeit, rechtsgeschäftliche Willenserklärungen abzugeben.

B Wann beginnt die Rechtsfähigkeit und wann erlischt sie?

C Nennen Sie drei Stufen der Geschäftsfähigkeit.

D Welche Stufen der Deliktsfähigkeit gibt es und für welche Personenkreise gelten diese?

Stufen der Deliktsfähigkeit	**Betroffener Personenkreis**

E Nennen Sie drei Arten, auf die eine Willenserklärung abgegeben werden kann. Finden Sie jeweils ein Beispiel.

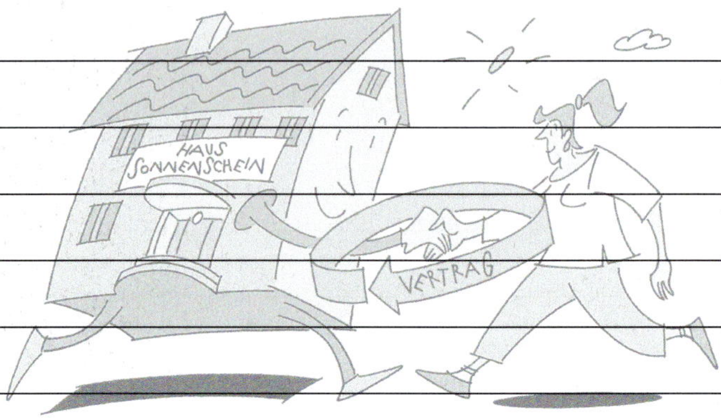

Unterrichtsblatt 110: Schweigepflicht und Arbeitsrecht

A **Kreuzen Sie die richtigen Antworten zur Schweigepflicht an.**

- ☐ A1 Nur der Arzt unterliegt der Schweigepflicht.
- ☐ A2 Die Schweigepflicht endet mit dem Tod des Patienten.
- ☐ A3 Die Schweigepflicht gilt nicht gegenüber der Polizei.
- ☐ A4 Die Schweigepflicht betrifft auch persönliche Mitteilungen des Patienten.
- ☐ A5 Die Reinigungskräfte der Pflegeeinrichtung unterliegen der Schweigepflicht.
- ☐ A6 Die Schweigepflicht gilt nicht gegenüber den Angehörigen.
- ☐ A7 Die Schweigepflicht kann nicht aufgehoben werden.
- ☐ A8 Die Schweigepflicht gilt auch gegenüber den Ehegatten.

B **In welchen drei grundsätzlichen Fällen kann die Schweigepflicht aufgehoben werden?**

____

____

____

C **Tragen Sie diese Begriffe zum Arbeitsrecht in das folgende Schaubild ein:**

Betriebsverfassungsrecht – Arbeitsschutzrecht – Recht des Arbeitsverhältnisses – Tarifrecht – Lohnfortzahlung – Tarifvertragsgesetz – Mitarbeitervertretungsverordnung – Arbeitsschutzgesetz – Mutterschutzgesetz – Berufsbildungsgesetz – Kündigungsschutzgesetz – Personalverfassungsgesetz – Bundesurlaubsgesetz – Jugendarbeitsschutzgesetz – Betriebsverfassungsgesetz – Schwerbehindertengesetz – Arbeitsstättenverordnung – Arbeitszeitgesetz

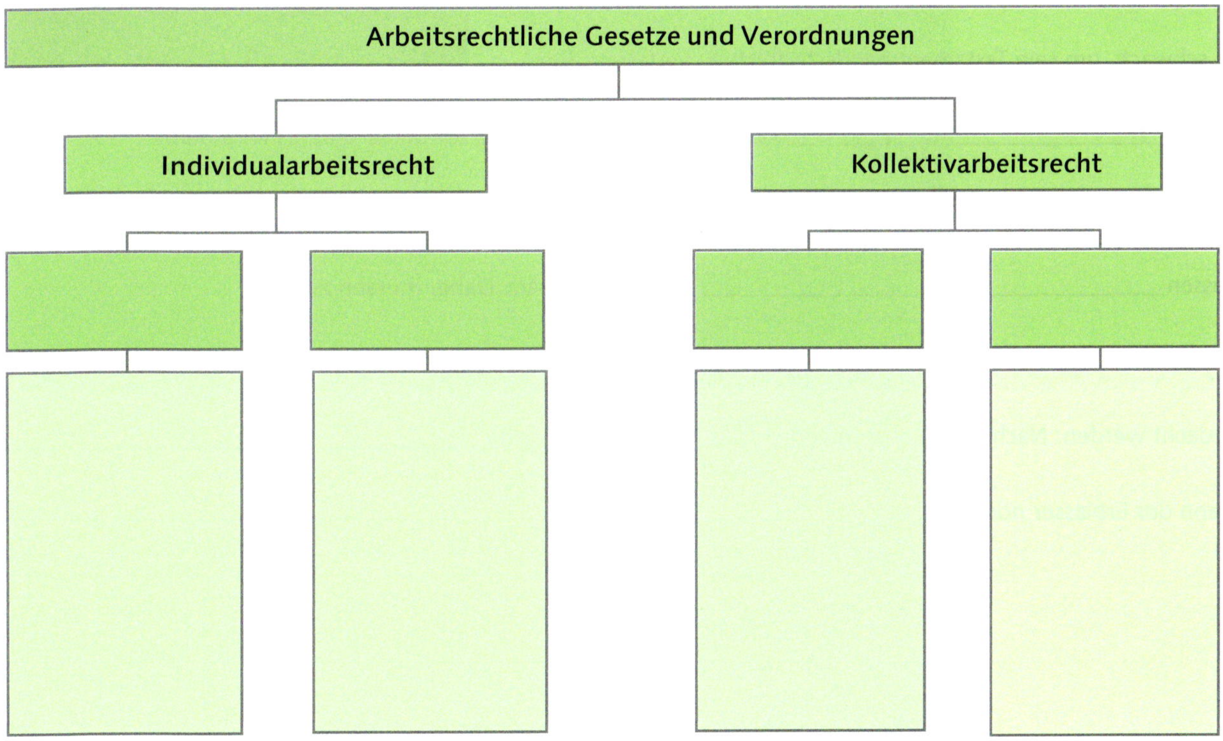

Unterrichtsblatt 118: Ethische Herausforderungen der Altenpflege

A Pflegekräfte stoßen in der Altenpflege häufig auf ethische Herausforderungen. Welche vier Konstellationen können hierbei betroffen sein?

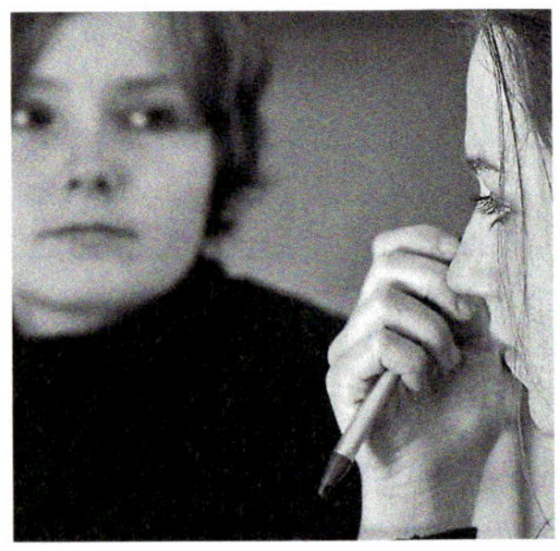

____

____

____

____

B Ordnen Sie die folgenden Ausschnitte aus dem Ethik-Code vom International Council of Nurses (ICN) dem entsprechenden Element der Ethik (B1 bis B4) zu.

B1 Pflegende und ihre Mitmenschen

B2 Pflegende und die Profession

B3 Pflegende und die Berufsausübung

B4 Pflegende und ihre Kollegen

Ausschnitte aus dem Ethik-Code	Element der Ethik
Die Pflegende behandelt jede persönliche Information vertraulich und geht verantwortungsvoll mit der Informationsweitergabe um.	
Die Pflegende greift zum Schutz des Patienten ein, wenn sein Wohl durch andere Personen (z. B. Mitarbeiter) gefährdet ist.	
Die Pflegende ist persönlich verantwortlich für die Ausübung der Pflege sowie für die Wahrung ihrer fachlichen Kompetenz durch kontinuierliche Fortbildung.	
Die Pflegende übernimmt die Hauptrolle bei der Festlegung und Umsetzung von Standards für die Pflegepraxis sowie für Pflegemanagement, -forschung und -bildung.	
Durch ihren Berufsverband setzt sich die Pflegende dafür ein, dass gerechte soziale und wirtschaftliche Bedingungen in der Pflege geschaffen und erhalten werden.	
Die Pflegende beurteilt die individuellen Fachkompetenzen, wenn sie Verantwortung übernimmt oder deligiert.	
Die Pflegende gewährleistet, dass der Pflegebedürftige Informationen erhält, auf die er seine Zustimmung zur pflegerischen Versorgung und Behandlung gründen kann.	

C Warum ist es wichtig, dass Pflegefachkräfte sich ihres persönlichen Wertverständnisses bewusst sind?

____

____

____

____

____

____

ALTENPFLEGE ALS BERUF

LERNFELD 4.2

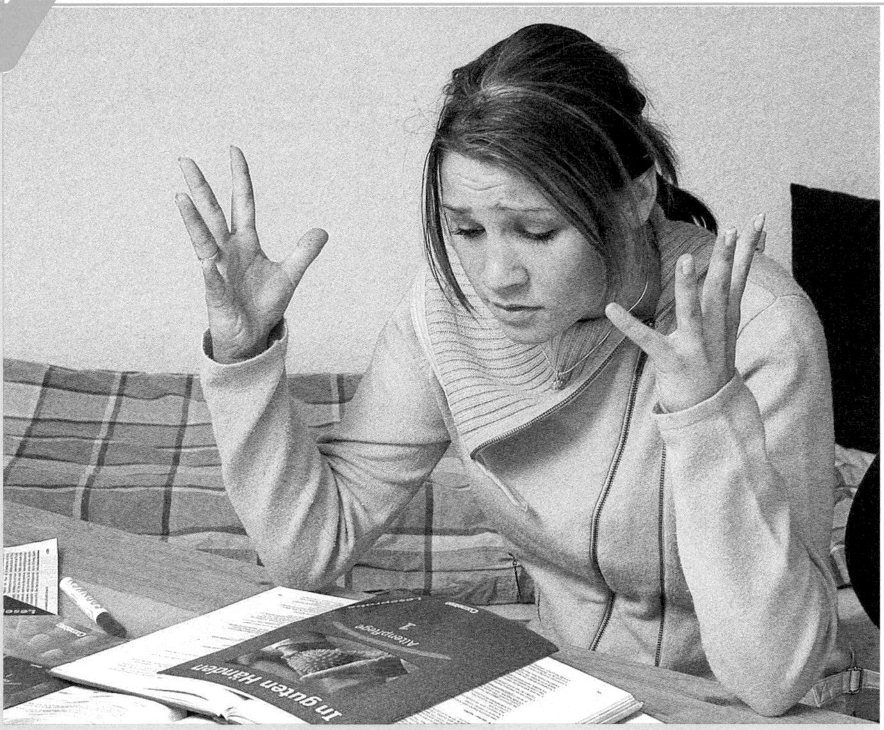

✓ Lernen lernen

- selbstständig verschiedene Informationsquellen nutzen können
- Informationen kritisch und differenziert bewerten können
- Lernen als lebenslangen Prozess verstehen können
- erworbenes Wissen und einen lebenslangen Lernprozess an andere weitergeben können

Unterrichtsblatt 119: Lernprozesse (Seite 1)

A **Notieren Sie zu den folgenden Ausschnitten aus der Großhirnrinde des Menschen das jeweilige Lebensalter („Geburt", „6 Monate" oder „2 Jahre").**

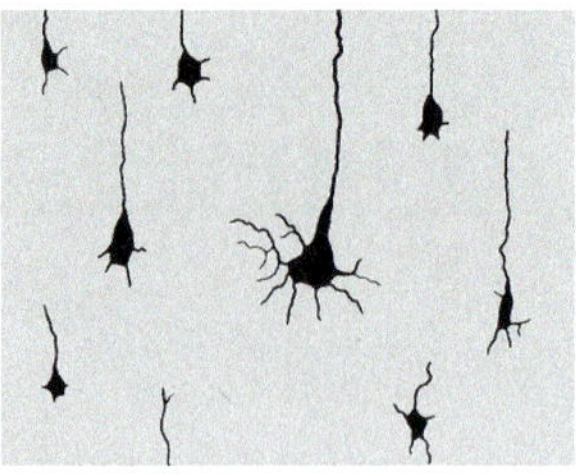

____

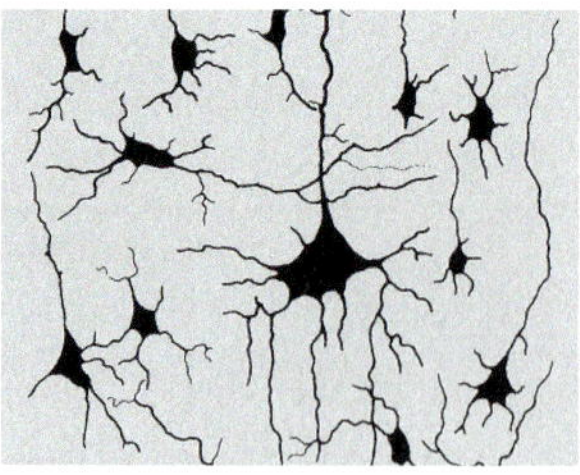

____

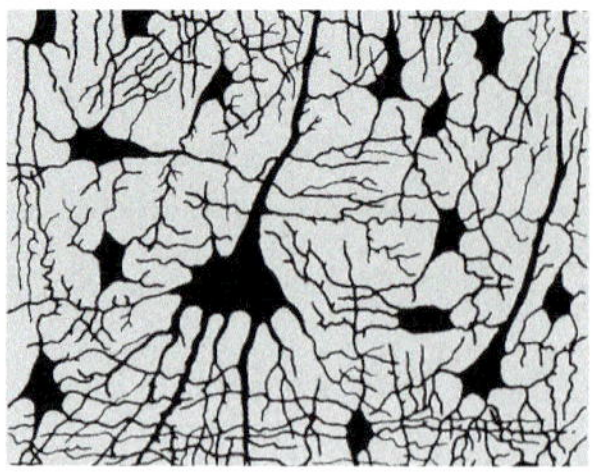

____

B **Vervollständigen Sie den unten stehenden Text zum Drei-Speicher-Modell mit den aufgeführten Begriffen.**

überschrieben – Erinnerungen – Kontexte – Reizüberflutung – Relevanz – Ultrakurzzeitgedächtnis – kurz – schnell – wiederholt – Begriffe – schneller – Wissen – Minuten – sensorische – Erinnerungen – Wissen – dauerhaft – Arbeitsspeicher – bewusst – Emotionen – Kurzzeitgedächtnis – Langzeitgedächtnis – visuell – Speicherkapazität

Das ______________ Gedächtnis nimmt die Informationen und Reize der Sinne auf. Seine Speicherdauer ist sehr ______________, weshalb es auch ______________ genannt wird. Da nicht alle Informationen ______________ aufgenommen werden, verankert dieses Gedächtnis nur die ______________, denen eine gezielte Aufmerksamkeit bzw. ______________ zugewandt werden. So wird eine ______________ vermieden. Das ______________ nimmt als ______________ einen begrenzten Anteil des bereits bearbeiteten Informationsmaterials auf, überprüft es auf seine ______________, sortiert es und speichert es einige ______________ ab. Es kann mit einem Mal nur sieben Elemente (+/–2) behalten und speichert vor allem ______________ und akustisch. Um das Wissen nicht zu verlieren, muss es ______________ und aktiv in bestehende ______________ eingebunden werden. Wenn zu ______________ neue Informationen aufgenommen werden, wird der Speicher quasi ______________. Gespeichertes Wissen befindet sich im ______________, das über eine große ______________ verfügt und Informationen ______________ speichert. Darin finden sich alle ______________ und Erkenntnisse, vor allem in Form von ______________ (semantisches Gedächtnis). Lernprozesse, die sich auf vorhandenes ______________ beziehen, erfolgen viel ______________.

Unterrichtsblatt 119: Lernprozesse (Seite 2)

C Aus welchen drei Strukturen besteht das limbische System?

____

____

____

____

____

____

D Was ist eine Gedächtnisspur und wie entsteht diese?

____

____

____

____

____

____

____

____

E **Verbinden Sie das episodische, das semantische und das implizite Gedächtnis mit jeweils einem passenden Beispiel.**

episodisches Gedächtnis	Gitarre spielen
	Urlaub mit der ersten großen Liebe
	Bedeutung des Begriffes „quadratisch"
semantisches Gedächtnis	subkutan injizieren
	erstes selbstverdientes Geld
implizites Gedächtnis	berühmtes Bauwerk, das Neuankömmlinge in Amerika begrüßt

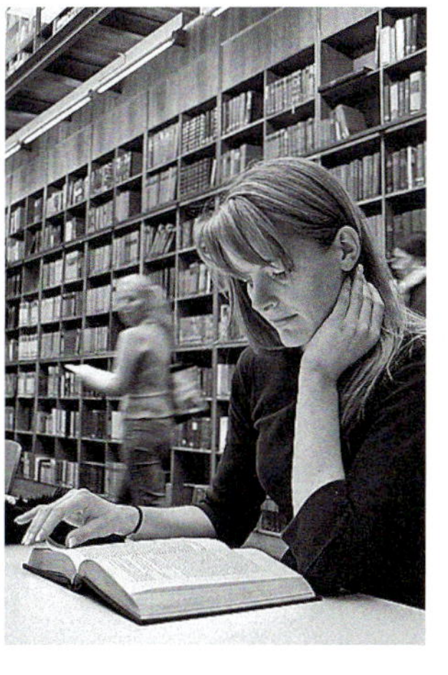

Unterrichtsblatt 120: Links- und Rechtshirndominanz

A Tragen Sie in die Tabelle einige Schwerpunkte der rechten und der linken Hemisphäre ein.

Schwerpunkte der linken Gehirnhälfte	Schwerpunkte der rechten Gehirnhäfte

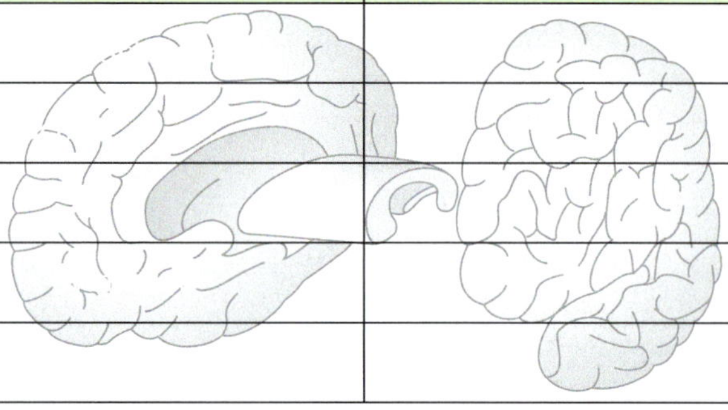

B Kreuzen Sie an, ob es sich bei den folgenden Fähigkeiten um Kennzeichen mit einer Links- oder einer Rechtshirndominanz („L" oder „R") handelt.

Diese Menschen ...	„L"	„R"
... beginnen eine Sache geradlinig und bleiben von Anfang bis zum Ende dabei.		
... haben eine große Sachkenntnis und gehen logisch und linear vor.		
... haben ihren Schwerpunkt im intuitiven, ganzheitlichen Denken.		
... haben Schwierigkeiten, ihre Gedanken in eine logische Reihenfolge zu bringen.		
... können sehr gut mit Symbolen (Zahlen, Buchstaben, Zeichen) umgehen.		
... können sich sprachlich gut ausdrücken und sind in der Sprache auf Exaktheit fixiert.		
... lassen sich eher von ihren Gefühlen leiten und haben eine große Fantasie.		
... sammeln alle ihnen verfügbaren Fakten, bevor sie eine Entscheidung treffen.		
... sind in der Sprache auf Exaktheit fixiert.		
... verstehen Körpersprache, erfühlen Gedanken, müssen Dinge anfassen, um zu lernen.		
... werden von Mustern, Farben und Formen stark angesprochen.		
... ziehen schöngeistige Literatur vor (innere Bilder entstehen aus dem gelesenen Text).		

C Erklären Sie, warum jeder Mensch einen individuellen Lernstil hat und warum beim Lernen möglichst beide Gehirnhälften aktiviert werden sollen.

Unterrichtsblatt 121: Konditionieren

A **Welche dieser Aussagen zum klassischen Konditionieren (Signallernen) trifft zu? Kreuzen Sie die richtige Kombination (A1 bis A6) an.**

a) Eine natürliche Reaktion (auf einen natürlichen Reiz) kann an einen anderen Reiz gebunden werden.

b) Durch Beobachtungslernen können neue Verhaltensweisen ausgebildet werden.

c) Verhalten wird als Instrument eingesetzt, um so bestimmte Ziele zu erreichen.

d) Ein ursprünglich neutraler Reiz wird mit einer neuen Bedeutung verknüpft.

- ☐ A1 Antworten b und c
- ☐ A2 Antworten a und d
- ☐ A3 Antworten a und c
- ☐ A4 Antworten c und d
- ☐ A5 Antworten a und b
- ☐ A6 Antworten b und d

B **Streichen Sie in diesen Informationen zum Verstärkungslernen die falschen Begriffe durch.**

Durch Versuche mit Katzen und **Mäusen/Hunden** konnte bewiesen werden, dass die **Auftrittswahrscheinlichkeit/Auftrittsunwahrscheinlichkeit** von Verhaltensweisen dann **steigt/sinkt**, wenn sie eine **neutrale/positive** Konsequenz haben. Die Verstärkung beruht darauf, dass ein **positiver/negativer** Aspekt des Verhaltens in den **Hintergrund/Mittelpunkt** rückt. Gelernt wird am **Erfolg/Misserfolg**. Mit der Skinner-Box wurden **Gesetzmäßigkeiten/Unregelmäßigkeiten** herausgefunden, anhand derer aus den Konsequenzen eines bestimmten Verhaltens **gelernt/geprüft** werden kann. Das Lernen erfolgt demnach **nur/nicht** allein auf die Reizbedingungen hin, wie beim klassischen Konditionieren, sondern auf die Konsequenzen (Verstärker), die einem **unbestimmten/bestimmten** Verhalten folgen. Bei einer **neutralen/positiven** Konsequenz wird das Verhalten, das **selten/oft** durch Versuch und Irrtum gefunden wird, **übernommen/abtrainiert**. Unter Verstärkungslernen versteht man das Lernen durch **persönliche/fremde** Erfahrungen.

C **Was bedeutet „Imitationslernen" und wie kann diese Lernmethode unterstützt werden?**

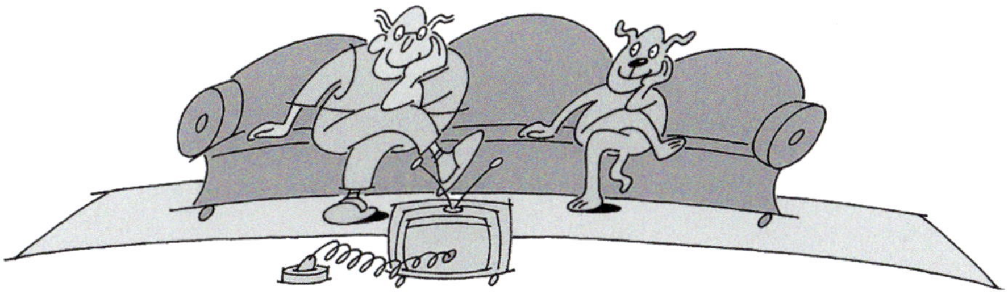

____

____

____

____

____

____

____

____

Unterrichtsblatt 122: Berufliche Handlungskompetenz, Emotionen und Motivation

A **Ordnen Sie den folgenden Aussagen die passende Kompetenz zu (A1 bis A4).**

A1 Personalkompetenz

A2 Methodenkompetenz

A3 Fachkompetenz

A4 Sozialkompetenz

„eigenständige Zielsetzung und Wissensaneignung"

„Fähigkeit und Bereitschaft zur Arbeit im Team"

„sicherer Umgang mit Lern- und Arbeitstechniken"

„angemessene praktische Umsetzung des Gelernten"

„Bereitschaft zur persönlichen Weiterentwicklung"

„Bereitschaft zur Selbstreflexion"

„konstruktiver Umgang mit Kritik"

„sachliches Erkennen und Auswerten von Problemen"

B **Was können Sie zur Steigerung Ihrer Selbstmotivation tun? Listen Sie mindestens vier mögliche Maßnahmen auf.**

____

____

____

____

____

____

____

____

C **Erklären Sie die folgenden Motive und Motivationen als Antriebskräfte des menschlichen Handelns.**

Primäre Motive: ______________________________

____

Sekundäre Motive: ____________________________

____

Intrinsische Motivation: _______________________

____

Extrinsische Motivation: _______________________

____

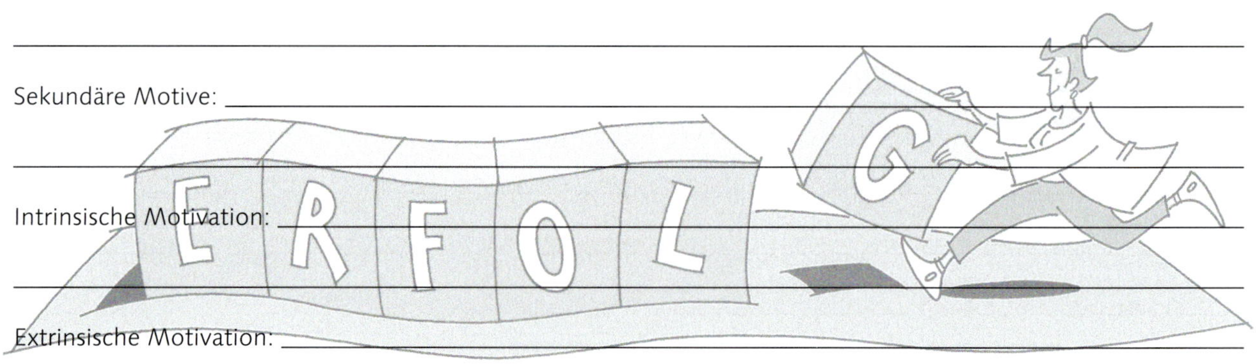

Unterrichtsblatt 123: Lerntypen und Gedächtnistechniken

A **Um welchen Lerntyp handelt es sich in den folgenden Beispielen? Als Beispiel soll hier das in der Pflege gebräuchliche Modell des Menschen als „bio-psycho-sozio-spirituelles Wesen“ gelernt werden.**

Beispiele	Lerntyp
Diesem Lerntyp genügt der Begriff „bio-psycho-sozio-spirituelles Wesen“ z. B. in einem Lehrbuch.	
Dieser Lerntyp benötigt eine Lehrkraft. Von unsympathischen Lehrkräften nimmt er keine Erklärungen an.	
Dieser Lerntyp benötigt unbedingt einen Beweis. Ohne Beweis hat er Probleme, sich die vier Ebenen des Menschen zu merken.	
Dieser Lerntyp entwickelt am liebsten selbstständig ein Modell vom Menschen am Computer.	
Dieser Lerntyp kann sich durch bloßes Hören merken, dass der Mensch in der Pflege als „bio-psycho-sozio-spirituelles Wesen“ verstanden wird.	
Dieser Lerntyp muss ein Bild oder ein Schema vor sich haben, um zu lernen. Dieses Schema enthält alle vier Ebenen des Menschen.	

B **Was wird unter der Gedächtnistechnik „Chunking“ verstanden?**

____

____

____

____

____

____

C **Die Gedächtnisleistung kann auf der Ebene der Informationsaufnahme und Speicherung verbessert werden. Kreuzen Sie bitte die richtigen Aussagen zu den verschiedenen Gedächtnistechniken an.**

- ☐ C1 Mnemotechniken zur Vorbereitung einer Rede können als Eselsbrücken bezeichnet werden.
- ☐ C2 Eine Wiederholung des Unterrichtsstoffes am darauffolgenden Tag benötigt sehr viel Zeit.
- ☐ C3 Ziel des Gedächtnistrainings ist es, den Lernstoff in unsystematische Strukturen zu bringen.
- ☐ C4 Zu Eselsbrücken gehören Merksätze, Merkworte, Reime und Rhythmen.
- ☐ C5 Lernkarteien sollten immer mindestens im Format DIN A5 sein.
- ☐ C6 Beim Mindmapping ist die rechte Gehirnhälfte inaktiv.
- ☐ C7 Fremdwörter lassen sich häufig aus einzelnen Silben und Bestandteilen ableiten.
- ☐ C8 Unkreative Merksätze werden am besten behalten.

Unterrichtsblatt 124: Erarbeitungstechniken, Protokolle und Gruppenarbeiten

A **Bringen Sie die folgenden Schritte der Fünf-Schritte-Lese- und Erarbeitungstechnik in die richtige Reihenfolge.**

Schritt	Lese- und Erarbeitungstechnik
	Detailinformationen aufnehmen – Text mit Zielsetzung lesen: Immer wieder wird reflektiert, ob der Sinn verstanden wurde. Kernaussagen werden markiert.
	Fragen stellen: Es wird gesammelt, was speziell an dem Text interessiert, beispielsweise was die zentralen Aussagen und Positionen des Verfassers sind, was er Neues beschreibt.
	Nachbereiten und reflektieren unter Fragestellungen wie: „Was wurde Neues erarbeitet?", „Welche Zusammenhänge können erschlossen werden?"
	Überblick verschaffen: Der Text wird zur Orientierung mit Blick auf Kapitelüberschriften, Untertitel, Zusammenfassungen oder Hervorhebungen im Fließtext überflogen.
	Wichtiges rekapitulieren und zusammenfassen: In Stichworten und mit Hilfe von geeigneten Schlagwörtern wird das Wesentliche wiederholt und aufgezeichnet.

B **Welche sechs Rollen sind zu Beginn einer Gruppenarbeit zu verteilen?**

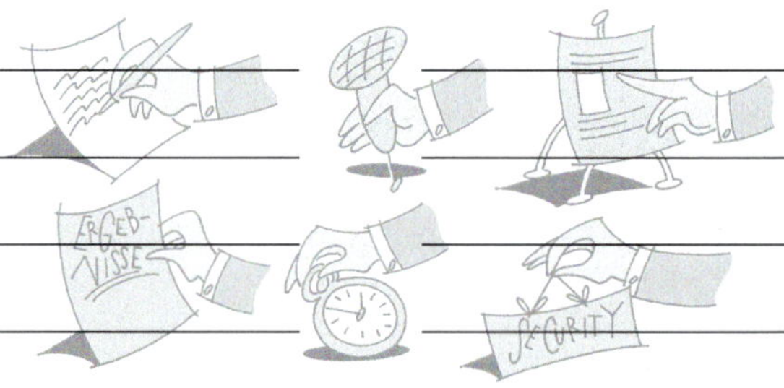

C **Bringen Sie die folgenden zehn Schritte des Verlaufs einer Gruppenarbeit in die richtige Reihenfolge.**

Schritt	Möglicher Verlauf einer Gruppenarbeit
	Absprache und Vorbereitung der Präsentation
	Bewertung der gemeinsamen Arbeit
	Erarbeitung der Fragestellungen
	Klärung von evtl. aufkommenden Fragen oder Verständnisschwierigkeiten
	Lesen der Arbeitsaufgabe, des Fallbeispiels oder Ähnlichem
	Reflexion des Gesamtablaufes und des Gruppenprozesses
	Systematisierung und Auswahl der gesammelten Beiträge
	Wissensinput (z. B. Sammlung von Texten, Informationen und Bildern)
	Zielsetzungen, unter denen die Aufgabe bearbeitet werden soll
	Zusammenstellung und Verdichtung der Arbeitsergebnisse

ALTENPFLEGE ALS BERUF

LERNFELD 4.3

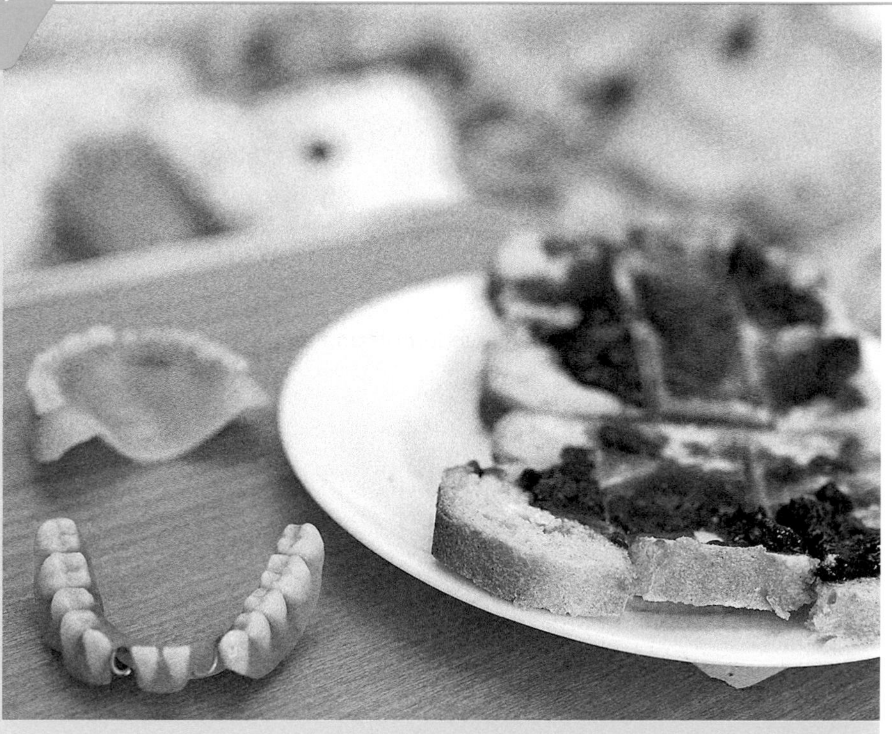

✓ Mit Krisen und schwierigen sozialen Situationen umgehen

- eigene (belastende) Emotionen und die der Kollegen wahrnehmen können
- mit Ekel, Schmerzen, Leid, Mitleid, Nähe und Distanz, Stress, Macht und Ohnmacht umgehen können
- Auswirkungen emotionaler Schwierigkeiten erkennen und benennen können
- mit Konfliktsituationen umgehen und Bewältigungsstrategien kennen und anwenden können
- aktiv zuhören können

Unterrichtsblatt 125: Berufstypische Konflikte und Befindlichkeiten

A Nummerieren Sie die Stufen des Eskalationsmodells von Friedrich Glasl von 1 bis 9.

Stufe	Beschreibung
	begrenzte Vernichtungsschläge
	Drohstrategien
	gemeinsam in den Abgrund
	Gesichtsverlust
	Polarisation und Debatte
	Sorge um Image und Koalition
	Taten statt Worte!
	Verhärtung
	Zersplitterung

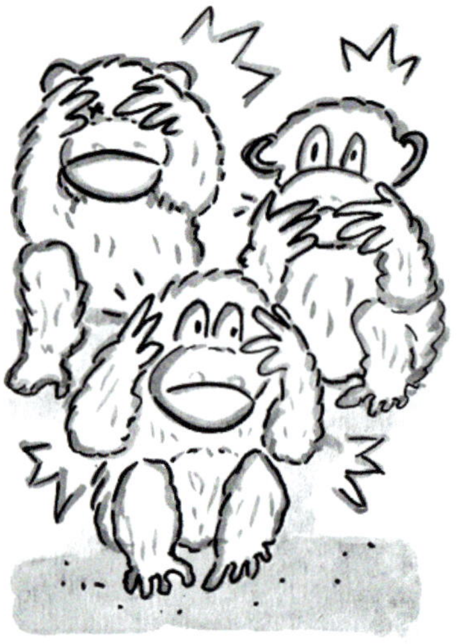

B Formulieren Sie Fragen zur Selbstreflexion und zur Persönlichkeitsentwicklung!

____

____

____

C Vervollständigen Sie das folgende Schaubild zu Konfliktlösungsstrategien mit diesen Begriffen:

Lethargie – verdeckt – Apathie – Erkennen des Konflikts – Konfrontation/Streit – Verschärfung des Konflikts – Frustration

Bedürfnisse werden nicht befriedigt

↓

Aggression		konstruktive Verarbeitung	Resignation
offen			
	bewusste Kommunikationsverweigerung, trotziges, unkorrektes Verhalten	Aussprache suchen/ verlangen	Abbau der Kontakte
	Verschärfung des Konflikts	Aussprache, Konfliktlösung	
			Burnout-Syndrom

Unterrichtsblatt 126: Spannungen in der Pflegebeziehung

A Formulieren Sie fünf Reflexionsfragen zum persönlichen Umgang mit Sympathie und Antipathie.

____

____

____

____

____

B Verbinden Sie die Erklärungen mit der richtigen Funktion der Macht per Pfeil.

Entscheidungsmacht	Möglichkeit zur Nutzung von Dingen, die jemand besitzt; z. B. wenn die Pflegefachkraft zum Händewaschen die teure Seife des Bewohners benutzt, ohne den Bewohner zu fragen
Verfügungsmacht	Einfluss einer Person oder Institution auf die Beschreibung eines Sachgegenstandes; z. B. wenn ein berühmter Professor Pflege als „Dienstleistung" beschreibt
Definitionsmacht	Einfluss auf die Entscheidung einer Person; z. B. wenn die Pflegefachkraft der Bewohnerin vorschreibt, dass sie nur die Wahl zwischen dem roten Rock oder dem blauen Kleid hat und sie keine Auswahl mehr zulässt
Handlungsmacht	Fähigkeit, sich Unterstützung von anderen zu holen; z. B. wenn sich ein Pflegebedürftiger nicht waschen lassen will und die Pflegekraft einen oder mehrere Kollegen zur Hilfe holt
Mobilisierungsmacht	alle Aktionen, die zu einer Veränderung der Umwelt führen; z. B. wenn ein Bewohner gegen seinen Willen gewaschen wird

C Kreuzen Sie an, ob es sich bei den folgenden Aussagen um ein „positives Vorurteil", ein „negatives Vorurteil" oder um einen „Stereotyp" handelt.

Zu bewertende Aussagen	Positives Vorurteil	Negatives Vorurteil	Stereotyp
„Alte Menschen sind immobil."			
„Der Bewohner, der nach der Uhrzeit fragt, ist dement."			
„Die Bewohnerin mit der Zeitung in der Hand ist weise."			
„Wohnbereichsleiter sind gestresst."			
„Neulinge sind unerfahren."			

Unterrichtsblatt 127: Gewalt in der Pflege

A **Lösen Sie das folgende Kreuzworträtsel (Ä = AE, Ö = OE, Ü = UE, ß = SS).**

1. aktive Handlungen, die das Gegenüber negativ berühren und/oder dessen Willen grob missachten
2. Unterlassung einer Unterstützungsleistung, die aus einer konkreten Bedürfnislage heraus entstand
3. Weltanschauung oder System von Wertvorstellungen
4. vorübergehende Bewusstlosigkeit bzw. Gefühl des Ausgeliefertseins
5. Affront
6. gezielte Beeinflussung, die dem anderen verborgen bleiben soll
7. Legitimation
8. Ansehen, Geltung, lat. Urheber, Schöpfer, verantwortlicher Ratgeber
9. altgr. Begriff für „heilige" Herrschaft oder Ordnung
10. von oben nach unten
11. auf gleicher Höhe nebeneinander
12. gezielte Schikane und/oder Ausgrenzung einer Person
13. angriffslustig; streitsüchtig; rücksichtslos; schädigend auf etwas einwirken
14. Verteidigung zur Verhinderung eines gegenwärtigen rechtswidrigen Angriffs
15. gefährliche Ausnahmelage, aus der man sich nur durch Eingriff in das Recht einer andern Person befreien kann
16. despotisch

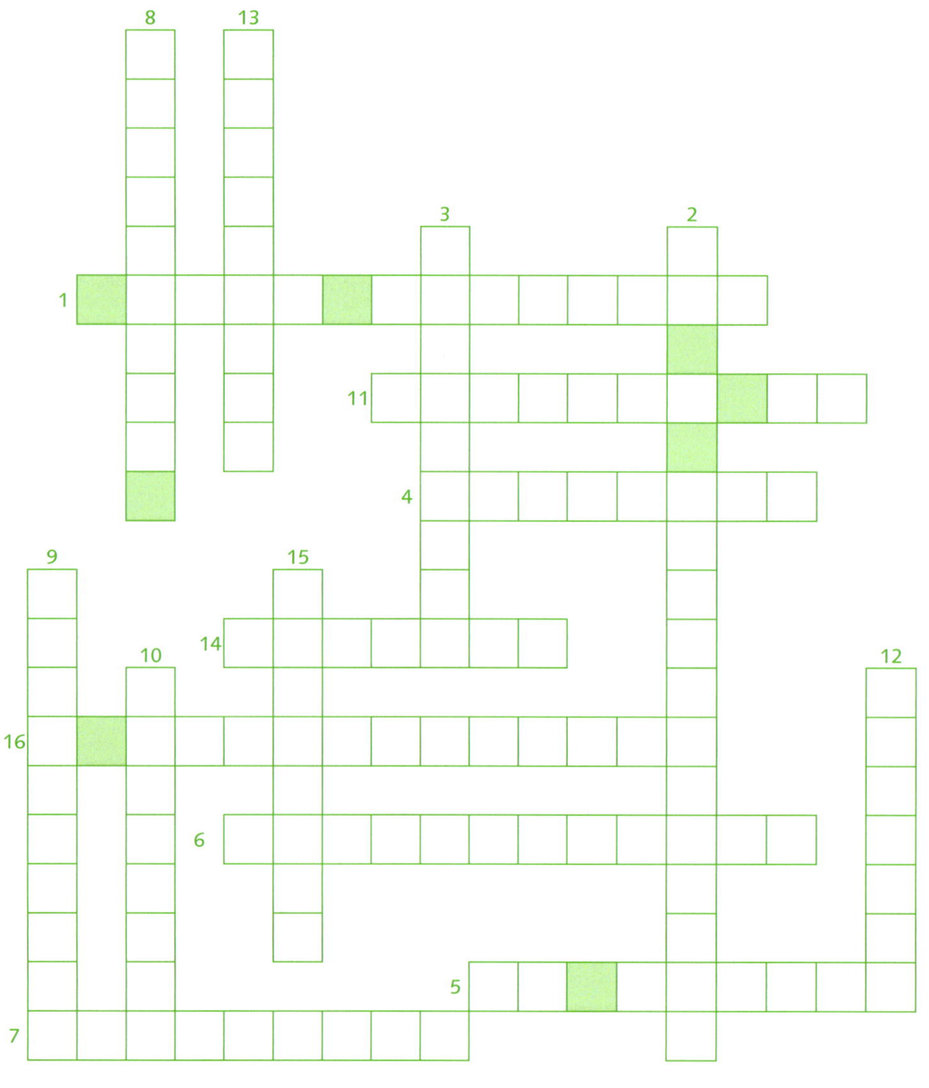

Sammelbezeichnung für starke emotionale Erschütterungen und physische Verletzungen.

ALTENPFLEGE ALS BERUF

LERNFELD 4.4

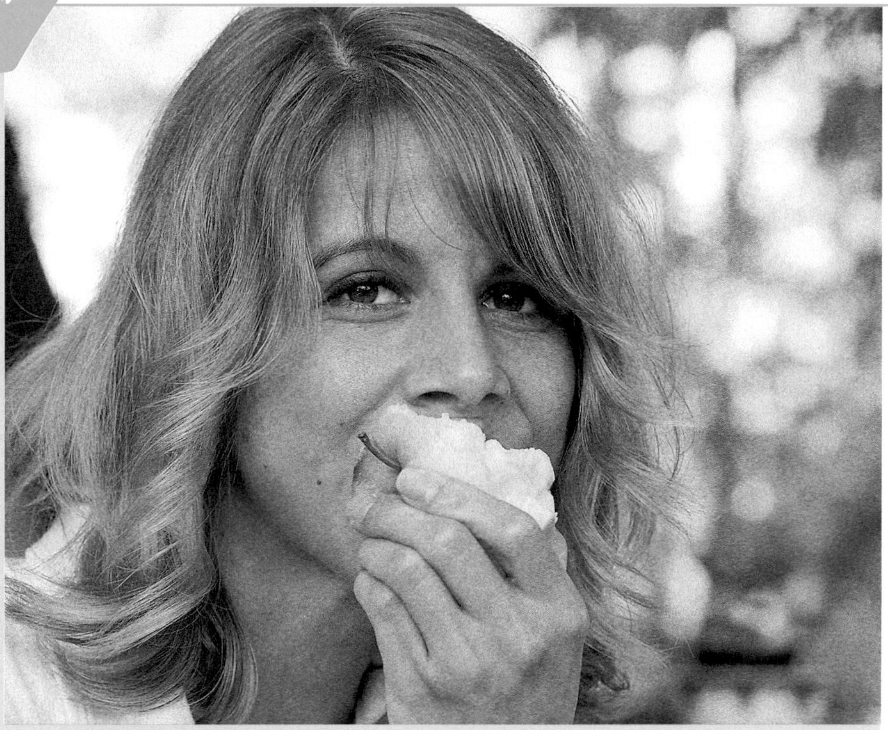

✓ Die eigene Gesundheit erhalten und fördern

- eigene körperliche und seelische Gesundheitsrisiken erkennen und vorbeugen können
- Angebote der Gesundheitsförderung auswählen und in den eigenen Berufs- und Lebensalltag integieren können
- teamfähig sein können
- Überlastungssignale und Schutzmaßnahmen kennen und berücksichtigen

Unterrichtsblatt 128: Persönliche Gesundheitsförderung und Arbeitsschutz

A Notieren Sie hier mindestens zehn Säulen der gesunden Lebensführung.

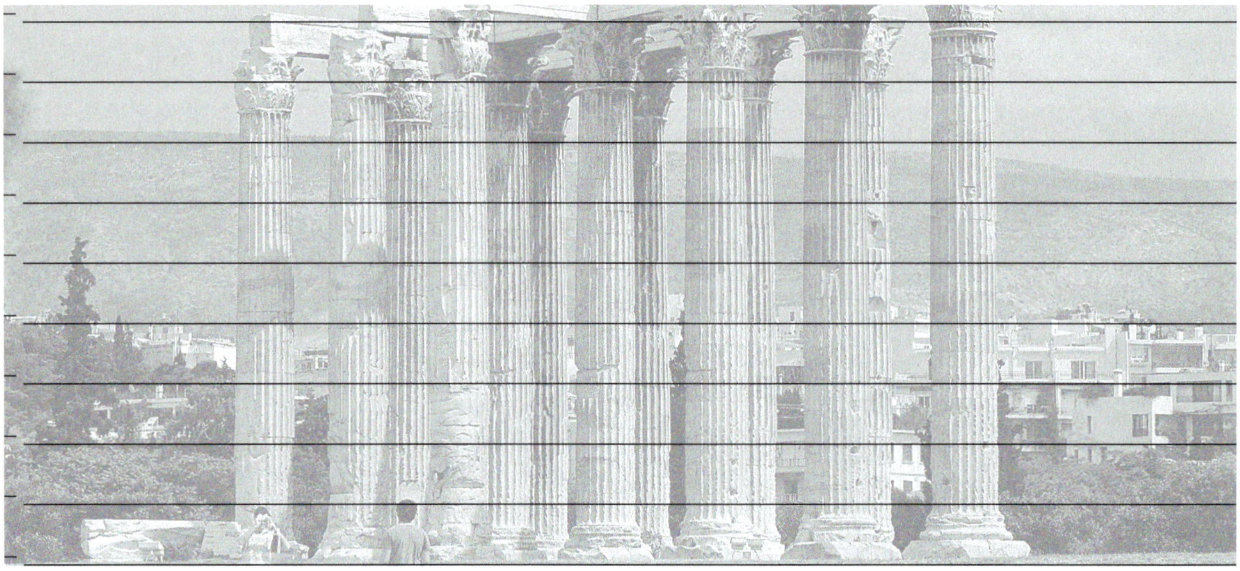

B Erklären Sie die Bedeutung der folgenden Gefahrensymbole und geben Sie jeweils ein Beispiel dafür.

Symbol	Bedeutung	Beispiel
T		
T+		
C		
Xi		
Xn		
F		
F+		

Unterrichtsblatt 129: Stressprävention und -bewältigung

A **Tragen Sie vor den folgenden Strategien zur Stressprävention und -bewältigung jeweils die passende Überschrift (A1 bis A6) ein.**

A1 Entspannungstechnik
A2 Konfliktbewältigung
A3 Bewegung
A4 Selbstmanagement
A5 gesunde Ernährung
A6 Zeitmanagement

______ Einbinden von Erfahrungen

______ klare Zielsetzungen

______ Formulierung persönlicher Wünsche

______ progressive Muskelrelaxation

______ Verbesserung der Kommunikation

______ Ausüben einer Sportart

______ regelmäßige, kleine Mahlzeiten

______ Finden der inneren Balance

______ essen ohne Hektik, essen im Sitzen

______ Meditation

______ Abbau von Stresshormonen durch Joggen

______ Arbeitstag effektiv einteilen

______ Analyse der eigenen Gedanken und Gefühle

______ therapeutisches Lachen

B **Welche Strategien sollten zur optimalen Pausennutzung zum Einsatz kommen?**

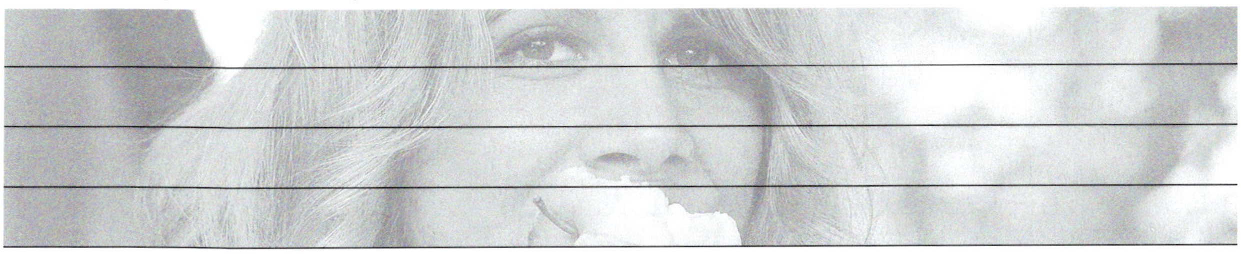

C **Streichen Sie in diesen Informationen zu den physiologischen Abläufen bei Stresssituationen die falschen Begriffe durch.**

Wissenschaftler haben festgestellt, dass ein gestresster Körper **kaum/viele** Veränderungen zeigt. Reizereigneisse können Reaktionen auslösen, die unser körperliches Gleichgewicht **stören/stabilisieren**. So kann es zur **Verengung/Erweiterung** der Blutgefäße und zum **Abfall/Anstieg** der Herzfrequenz kommen. Darauf ergibt sich eine **erhöhte/erniedrigte** Bereitstellung von **Sauerstoff/Kohlendioxid** für die Skelettmuskulatur, die eine **langsame/schnelle** Bewegung ermöglicht. Cortisol **aus der Nebennierenrinde/aus dem Nebennierenmark** stimmuliert **die Darmmuskeln/das blutbildende Gewebe** und führt zur **Ausschüttung/Inaktivierung** von roten Blutkörperchen. Außerdem kommt es bei einer Stresssituation zum **Abfall/Anstieg** des Blutzuckers und des Blutfettspiegels. Stress führt dazu, dass **die Leber/der Magen** vermehrt Fettsäuren freisetzt und **weniger/mehr** Glykogen zu Zucker umbaut. Die Sekretion der Schweißdrüsen wird **gehemmt/gefördert** und das Atemvolumen **erhöht/reduziert**. Cortisol führt zur **Vermehrung/Verminderung** der Antikörperbildung. Stressoren werden über die Sinnesorgane **aufgenommen/abgeblockt**. Im **Kleinhirn/Hyothalamus** kommt es zur **Hemmung/Freisetzung** des Corticotropin-Releasing-Hormons (CRH). Dadurch wird die **Nebenniere/Leber** zur Produktion von Adrenalin, Noradrenalin und **Cortison/Glucose** angeregt.

Unterrichtsblatt 130: Kollegiale Beratung und Supervision

A Formulieren Sie fünf Ziele der kollegialen Beratung.

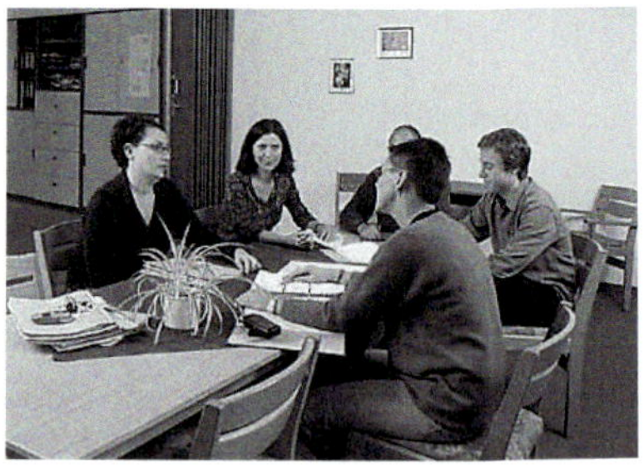

B Nennen Sie die Phasen der kollegialen Beratung nach Tietze in der richtigen Reihenfolge und geben Sie jeweils an, was in den einzelnen Phasen passiert.

Bezeichnung der Phase	Was passiert in dieser Phase?

C Kreuzen Sie die richtigen Aussagen über kollegiale Beratungen und Supervisionen an.

☐ C1 Die Teilnehmer der kollegialen Beratung stammen aus einem Team mit einem unterschiedlichen beruflichen Fokus, weil dadurch der Ablauf einer Beratung erleichtert wird.

☐ C2 Insbesondere die Kommunikation als Schlüsselqualifikation pflegerischer Berufe wird gefördert, weil damit eine Grundvoraussetzung für die Beratung erfüllt wird.

☐ C3 Ein Setting ist eine Analyse von Informations- und Arbeitsabläufen, um die Wirtschaftlichkeit einer Pflegeeinrichtung zu verbessern.

☐ C4 Eine Organisationsberatung wird im Deutschen zur Beschreibung der Umgebung oder des pflegerischen Umfelds genutzt.

☐ C5 Ziel der Supervision ist die Ausweitung von beruflichen Handlungskompetenzen, um die Weiterentwicklung der Mitarbeiter zu fördern.

☐ C6 Eine Supervision ist ein Beratungsformat, das zur Verbesserung und Sicherung der Arbeitsqualität im beruflichen Alltag genutzt wird.

STICHWORTVERZEICHNIS

BILDQUELLENVERZEICHNIS

Fotos
S.10/1-3: Cornelsen Verlagsarchiv, S. 15/1: Krüper, W., Bielefeld, S. 17/1: Krüper, W., Bielefeld, S. 24/1: Krüper, W., Bielefeld, S. 25/1: picture-alliance/ZB/Pleul, S. 36/1-2: Cornelsen Verlagsarchiv, S. 38: picture-alliance/ZB/Pleul, S. 41: Bode-Chemie, Hamburg, S. 44: Krüper, W., Bielefeld, S. 51/1-4: Krüper, W., Bielefeld, S. 51/5: arteria-photography, S. 56: arteria-photography, S. 60: Petermann GmbH, Dombühl, S. 62: Paul Hartmann AG, S. 65: Krüper, W., Bielefeld, S. 73: picture-alliance/dpa/ZB, S. 74: picture-alliance/akg-images/ Stauss, S. 76: Okapia, Berlin (Reinhard), S. 79: Krüper, W., Bielefeld, S. 81: Krüper, W., Bielefeld, S. 82: Krüper, W., Bielefeld, S. 85: Cornelsen Verlagsarchiv, S. 88: Krüper, W., Bielefeld, S. 89: Krüper, W., Bielefeld, S. 97: Krüper, W., Bielefeld, S. 99: Servox AG, S.103: picture-alliance/keystone/Ruetsch, S. 107/1: Ullsteinbild/Minehan, S. 108: Krüper, W., Bielefeld, S. 110: Krüper, W., Bielefeld, S. 111: Luxenburger, S. 113/1: picture-alliance/dpa/ Rumpenhorst, S. 113/2: Luxenburger, S. 115: Luxenburger, S. 117: Ullsteinbild/ CARO/ Trappe, S. 118: Riedel, S. 119: Krüper, W., Bielefeld, S. 123: picture-alliance/dpa/ Bürger-Precht, S. 124: picture-alliance/ZB/Wiedl, S. 130: picture-alliance/Jens Büttner, S. 131: Krüper, W., Bielefeld, S. 135: Krüper, W., Bielefeld, S. 136/1: picture-alliance/dpa/Report, S. 136/2: Cornelsen Verlagsarchiv, S. 138: picture-alliance/akg-images/Gardi, S. 140: Krüper, W., Bielefeld, S. 141/142: Wirtz, P., Dormagen, S. 143: picture-alliance/dpa/Wolfraum, S. 149: Krüper, W., Bielefeld, S. 151: picture-alliance/akg-images, S. 153: Krüper, W., Bielefeld, S. 154: picture-alliance/dpa/Lehtikuva/ Gustafsson, S. 156: Krüper, W., Bielefeld

Grafiken
Biste, G., Schwäbisch Gmünd: S. 30, Faust, St., Berlin: S. 32, S. 33/1-3, Gottwald, J., Berlin: S. 18, S. 82, S. 94, S. 95, S. 145, S. 146, S. 148, Heinisch, G., Berlin: S. 100, Krausen, Scott: S. 27/2-5, S. 42, S. 46, S. 50, S. 63/1-2, Krischke, K., Marbach: S. 34/2, S. 142/1-3, Mair, J., München: S. 26, S. 27/1, S. 28, S. 29/1-2, S. 31, S. 34/1, S. 35, S. 39, S. 45, S. 49, S. 53, S. 63, S. 64, S. 77, S. 144, Paul Hartmann AG: S. 47, Schlund, B., Hamburg: S. 90, Welz, N.: S. 150

Hinweis: Leider ist es uns nicht gelungen, alle Rechteinhaber ausfindig zu machen.
Wer berechtigte Ansprüche hat, wende sich bitte an den Verlag.